JN069937

病院・看護部の災害対策と訓練

大規模災害に備える!

刊行にあたり

　ドドーン，バリバリ，ガチャガチャ，ビシビシ…。いったい何が起こったのか。目の前を配膳台が凶器のように飛んでいく。廊下の壁にその角がめり込み，ドアに激しくぶつかる。瞬く間に廊下一面に食器が音を立てて転がっていく。ドアは不気味な音を立ててきしみ，天井のボードが大きな音と共に目の前にぶら下がる。身体は上下左右に飛ばされ，頭の中は混乱と恐怖で真っ白になる。

　"地震"と気がつくまでにしばらく時間を要したが，ようやく正気を取り戻し，病室に駆けつけた。レスピレータを必死で握り締め，「私は死んでもいいからこの患者さんを守り通そう」と，不思議なくらい冷静になれたと回想する看護師。「今度，階段を上がっていったら，自分は死ぬかもしれない」と，壊れた配管から滝のように水が流れ落ちる階段を駆け上がり，必死に患者を搬送し続けた看護師や職員たち。それから数週間もの間，睡眠不足で思考力が低下する中，無我夢中の看護活動が続きました。

　2004年10月23日17時56分，筆者が暮らす新潟県中越地方を震度7の直下型地震「新潟県中越地震」が襲い，未曾有の自然災害に見舞われました。かけがえのない命や生まれ育った住居，思い出の品々など，人間らしい生活を支えていた数多くのものが失われました。死者68人，重軽傷者4,795人，家屋の被害120,397棟にも及ぶ大災害でした。

　さらに，その年の豪雪が追い討ちをかけ，あちらこちらで家屋が倒壊し，手を施し得ない被災地の無念さを嫌というほど味わいました。一時は10万人の人々が避難所生活を余儀なくされ，悪夢のような一瞬と長期に及んだ強い余震，そして徐々に広がっていくさまざまな苦難に耐え続ける日々が始まったと言えましょう。

　一方，自然の厳しさに人間の無力さを感じながらも，道路が寸断され，電柱が倒れている中，命がけで駆けつけてくれる多くのボランティアに

は頭が下がる思いでした。また，寒空の下でライフラインの復旧に夜を徹して工事してくれる人々など，多くの人たちの温かく，心強い支援に大きな感動をいただきました。さらに，困難にじっと耐え続けているお年寄りや乳飲み子を持つ母親，自宅や家族を心配しつつも災害に立ち向かう多くの人々や看護師たちの力強さを目の当たりにしました。人間の持つ心の温かさや力強さに改めて感心させられる日々でもありました。

　当時，筆者が勤務していた小千谷総合病院は，検査棟（4階建て）が全壊し，東館・西館（共に8階建て）は壁や天井の落下，窓枠の変形とドアの損壊，屋上の高架貯水槽の配管の断裂による漏水などで病院としての機能が果たせなくなりました。そのため，入院患者223人は，近隣の施設へ重症患者83人を転院，32人を一時退院，108人を当院の付帯施設の介護老人保健施設に避難させました。

　その間，1人の犠牲者も出すことなく無事に避難させられたことに誇りを感じています。

　このような状況で，地震発生直後は救急外来の機能だけにせざるを得ませんでしたが，11月1日には内科外来を，同月4日には歯科を除く全外来を復旧させることができました。11月8日からは入院機能を徐々に再開させ，11月18日には手術室を再開，地震発生から51日後の12月13日には全病棟の265床が稼動できるようになりました。その陰には多くのボランティアの応援があったからに他なりません。

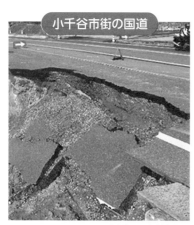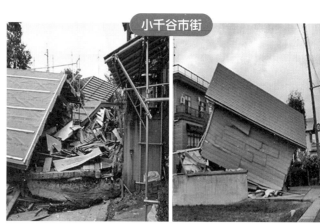

新潟県中越地震によって大きな被害が出た小千谷市内の様子

なお，翌年６月には全壊した検査棟とリハビリテーション棟が完成しました。

　全く予想していなかった大震災に遭遇し，人として，個人として，そして医療従事者として，一人ひとりがその時どのように動けばよいのか，現場では全職員がどのように動けばよいのかをマニュアルや教育や訓練を通して具体的に分かるような「備え」をしておかなければならないと強く感じました。本書は，筆者が実体験から得た教訓を基にマニュアルや教育・訓練のあり方，災害時に必要な体系的な対応の基本原則，災害対策委員の役割などについて，現場の目線からまとめたものです。本書が皆様の参考になれば幸いです。

　　2022年２月

NPO法人防災サポートおぢや　理事
元・公益財団法人小千谷総合病院　看護部長

佐藤　和美

目次

災害（地震）発生！ 直後に病院では何が起こる？ スタッフはどう動く？

災害発生直後に病院で起こり得ること

　災害はその種類によって直後の様子が異なりますが，地震の場合は，いつもの診療業務を行っている状態から，瞬時に医療体制が変わります。地震発生直後から，災害発生時対応が求められるのです。したがって，平時から「その時にはどうなるのか。職場は？ 地域は？ 自宅は？ 交通機関は？……」など，過去のさまざまな情報から予測しておかなければなりません。

　大きな地震の直後は，瞬時にパニックになります。しかし「もしかしたらこうなるかも」と，自分で予測していれば，短時間でパニックから回復することができます。そのためには，今までの地震災害でどのような被害があったのかを知っておくことが大切です。

　病院の各部屋には，診療・検査・治療に用いる医療機器，机，棚など，さまざまな物品があり，これらは病院機能を保持するために重要なものばかりです。本項では，大規模地震直後に一般病院で起こり得る状況を考えてみましょう。

▶病院の建物・設備の被害

　現存する多くの病院の耐震構造では，強い地震が発生した瞬間から建物は大きく揺れ，高層階に行くほど揺れは強くなり，人はとても立っていられません。落下防止の措置が強固なものでなければ，あらゆる物が落下し，床には瞬く間にさまざまなものが散乱します。壁も剥がれ落ち，満足に歩くことすらできません。

　また，貯水槽が屋上に設置されている場合は，配管が破断すれば，屋上からの漏水が階段を滝のように流れ下ります。筆者が当時勤務していた小千谷総合病院（以下，当院）では，天井の配管から予期しないほど大量の水が降り注ぎ，混乱に拍車がかかりました。患者の救出に向かう職員は恐怖にさらされ，2回目の救出に行く時には，

「今度階段を上がっていったら，俺は死ぬかもしれないと思った」とスタッフが回想しています。

病室

　病室は建物上層階に位置することが多く，ベッドや家具・計器類が多く設置されています。したがって，地震時には他の部署よりも大きな揺れとなり，床を滑るように動き回るベッド，転倒して散乱する家具や計器類などによって病室から自力で避難することは困難な状況となります。特に，患者を乗せたまま動き回るベッドは，患者に恐怖心を抱かせるだけではありません。患者につながる輸液ラインなどが破断する危険もあります。

　さらに，床頭台なども固定が不十分な場合は移動・転倒する恐れがあります。当院でも，患者を取り囲む計器類が患者に向けて倒れたり落ちたりするなどの被害が出ました。

〔病室にいたスタッフの声〕

　「とにかく患者を守ろうと思った。患者を何としても助けなくてはならないと必死だった」

　「後になって，避難訓練が生かされたと，本気でそう思った」

　「夕食の配膳をしている時，突然の音と共にお膳を持ったまま身体が廊下に飛ばされ，何が何だか分からなかった。地震と分かってからも何度も揺れて，天井の梁が崩れ落ちてきた時には，もうだめかと初めて死を意識した」

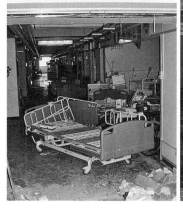
5階ステーション前廊下

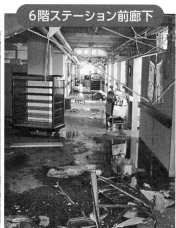
6階ステーション前廊下

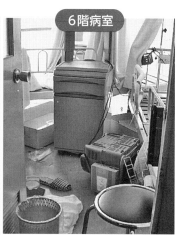
6階病室

スタッフステーション

　スタッフステーションは，キャスター付き計器が密集する空間ですから，主な被害は物品の散乱です。物品の落下はもちろんのこと，本棚や薬品棚などは床や壁に固定しておかないと，棚自体が倒れる危険もあります。

　ワゴンやキャスター付きの計器類は，キャスターがロックされていないと，想像以上のスピードで室内を走り回ります。これらは，転倒するだけでなく，時にはスタッフに衝突してけがをさせるなど，その後のスタッフの活動が不可能になることさえ考えられます。さらに当時は，患者を避難させた後，すぐに必要となるカルテなどが床一面に散乱し，足の踏み場もない状況になりました。

> 〔スタッフステーションにいたスタッフの声〕
>
> 　「壁際にいたのだが，いきなり反対側の壁に突き飛ばされた。天井から大量の水が注ぎ，細かな粉塵が舞って，眼鏡が真っ白に。手すりを伝いながらようやく病室へと向かい，大きな声で『大丈夫だから待っていてくださいね』と声をかけて回った」

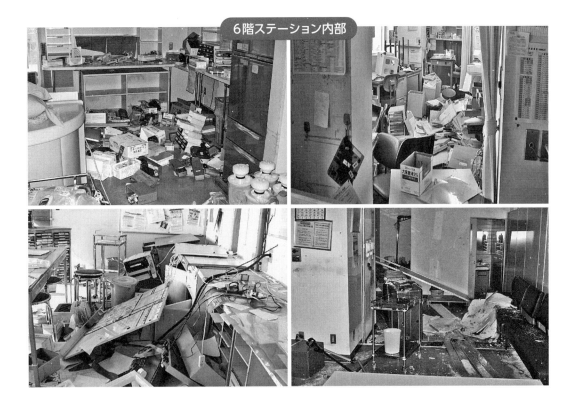

6階ステーション内部

ICU

ICUには，患者と医療機器をつなぐラインが多く存在します。地震の揺れで，患者を乗せたベッドと医療機器が別々に動き，ラインが外れる恐れがあります。実際に，モニターの落下や，シーリングペンダントのアームのブレーキが弱くなって回転するなどの被害も出ました。

手術室

手術室には，手術台を中心に術式に応じた多くの機器が配置されています。それらの機器は手術中に移動させることが多く，地震対策のために固定することは困難と言えます。そのため，地震時には，キャスターロックやベルトですぐに固定できるようにしておくことが重要です。

当院手術室では，使用していない機器類や棚などの転倒や落下が多くありました。また，埋め込み式の戸棚の扉や棚板が脱落して，収納してあった診療材料や医療機器が散乱する被害も多く見られました。しかし，地震発生が土曜日の夕刻であったことが幸いして緊急手術も行っておらず，人的な被害を免れることができました。手術室スタッフは，自主的に入院患者を避難させ，翌日も手術室に集合し，余震の恐怖と手術室の散乱への驚きと共に，互いの無事に安堵しつつ互いの連絡方法を確認しました。

透析室

透析室は，患者と透析装置が長時間ラインでつながれているところです。地震時に患者と装置が離れてしまうことを防ぐ必要があります。ベッド，透析装置共にキャスターロックやベルトなどで固定しなければ命にかかわる事態になります。

機器類は，重さや形状，キャスターの大きさによってさまざまな方向に大きく移動します。したがって，それぞれが別の方向に動いたり，機器が倒れたり，ラインが抜去されたりする危険性を想定しなければなりません。

当院透析室は，多人数用透析液供給装置の2台のうち1台が倒れ，RO水供給ラインなどライフラインが破断しました。そのため，1週間透析治療ができなくなり，直ちに95人の患者のうち，82人を長岡市へ，13人を新潟市に移送しました。

〔透析室スタッフの声〕

「（地震発生が）土曜日の夕刻で夜間透析もなかったので，患者やスタッフはおらず透析中の事故を免れた」

「地震発生後は病棟患者の避難誘導に当たり，透析室に行ったのは，地震発生5時間後の23時だった」

「コンソールから警報ブザーが絶え間なく鳴っていた。運良く酸素が使えることが分かり，酸素吸入が必要な重症患者など30人の一時避難場所として透析室を使うことができた」

診察室

　診察室には，狭い空間に多くの機器・什器があり，それらの移動・転倒による危害や物品の散乱によって，地震発生後，すぐには使用できないことが容易に想定されます。一方で，特に救急外来診察室は，地震直後から軽症・重傷者が運び込まれ災害医療を行うことになると予想されます。したがって，直後でも診療活動ができるように，迅速に室内を整理することを想定しておかなければなりません。

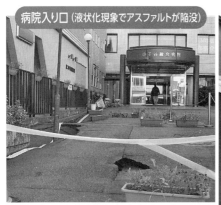
病院入り口（液状化現象でアスファルトが陥没）

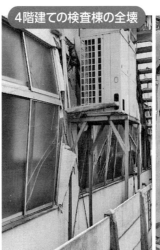
4階建ての検査棟の全壊

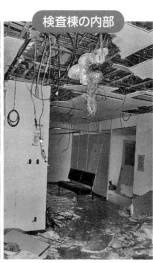
検査棟の内部

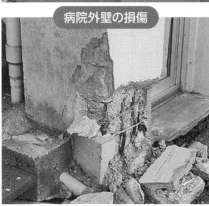
病院外壁の損傷

▶最近増えている免震構造でも対策は必要

　この二十数年の間に，地震の揺れが建物に伝わりにくくするよう免震構造を採用する病院が増えてきました。免震構造は，建物内にいる人のみでなく建物そのものや内部の機能を地震から守るのに最も有効な対策の一つです。しかし，内部の家具，什器，機器類の対策が不要というわけではありません。

　免震構造は，直下型の地震では特に有効ですが，長周期地震動（遠方に起こった地震に対しての揺れ）では，免震建造物が共振し，ゆっくり大きく長時間揺れることがあります。そのため，次のようなさまざまな被害が考えられます。

- ロックされていないキャスター付き機器が，想像以上に大きく室内を動き回る。
- 動き出したキャスター付き機器はなかなか止まらず，壁などに衝突して転倒して壁や機器を損傷する。
- 固定されていない不安定な家具類が移動・転倒する。
- 天井などから吊り下げているもの（無影灯，シーリングペンダント，点滴，照明など）が大きく揺れる。
- 病室ではロックをしていないベッドが大きく動き回る。
- スライド式ドアなどが，大きく高速で開閉を続ける。
- 点滴台とベッドが別々に動き，患者から抜去される。

　免震構造だからといって油断はせず，しっかりとした対策を立てておくことが求められます。

▶地震被害による機器類の被害状況

　阪神・淡路大震災（1995年），新潟県中越沖地震（2007年），東日本大震災（2011年）などでは，医療機器の固定の仕方が不十分なために医療機器が移動・落下し，故障や破損などで混乱を招いたことが多く報告されています（表1）。

　医療機器・什器の地震対策を検討する際には，これらの観点も踏まえ，地震が発生した後にどのような状況となるかを想定して対策を考える必要があります。

▶病院ライフラインにおける被害

　市民生活の基盤となる「生命線」，つまり人が生きて活動を続けるために不可欠な環境や物品がどうなるかも予測しておきましょう。

部門	表1 過去の地震災害における機器類の被害
	医療機器の被害状況
病棟	・人工呼吸器が壁にぶつかり故障した ・病棟で使用中のパソコンが落下した ・キャスター固定されていないワゴンが激しく動き回った ・キャスター固定されていない重心の高いワゴンが転倒した ・棚にある機器などが落下し破損した
手術室 検査室	・内視鏡機器が棚やケースから落下し破損した ・天井吊り下げアーム機器が落下した ・天井懸垂型ユニットが落下した ・モニターが落下し破損した ・医療機器や材料の収納棚が転倒し収納物が破損した ・室内のパネルの裏にある構造物の壁が落下した ・機器洗浄機が移動し破損した ・生化学自動分析器が落下で破損したり，薬液がこぼれたりして作動しなくなった
薬剤	・棚や上部に収納してあるバイアルが倒れてアンプルなどが落下し破損した ・薬品類の蓋が開いて倒れ，中身がこぼれた ・薬品収納棚が転倒した
材料滅菌	・オートクレーブやガス滅菌装置が作動しなくなった ・超音波滅菌装置の水がなくなり使用できなくなった
放射線	・ボルトで床に固定されていないMRIが20cm移動し，ケーブルが切断された ・ボルトで固定されていないCTが移動した ・X線テレビの固定ボルトが抜け落ちて移動した ・ポータブルX線装置が高層階に置いてあり，エレベーターが停止したため地上階まで下ろせず，被災患者の撮影に活用できなかった

防災科学技術研究所：首都直下地震防災・減災特別プロジェクト 都市施設の耐震背評価・機能保持に関する研究
「病院スタッフのための地震対策ハンドブック―あなたの病院機能を守るための身近な対策」，P.44，2010.より引用，改変

　被害の程度にもよりますが，大地震発生時には多くの施設がライフラインの断絶で命にかかわる被害に遭います。ここでは，主に予想されたものや現実にあった事例を挙げます。

電気

　地震発生と同時に広範囲に停電が起こります。病院も例外ではありません。停電すれば，すぐに生命維持装置を使用している治療・検査中の患者に直接影響が出ます。また，停電になると冷暖房設備が止まり室温をコントロールできなくなります。病院

内には電気を使用している機器が多種多様にあり，停電によってこれらの機器が停止すると，患者の死に直結してしまいます。夜間に突然停電するとその影響は特に甚大です。

停電が起こったら，とにかく早急に自家発電装置を作動させる必要があります。自家発電措置は，燃料だけでなく冷却水が必要な機種もあり，それらの備蓄の量がその後の稼働時間に大きな影響を与えます。

非常用電源が検査機器や生命維持装置の要となるのはもちろんのこと，救急部門やエレベーターの稼働，そして，対策本部の機能にも大きく影響が及ぶことになります。

燃料

自家発電装置の備蓄燃料の確保量によっては，その後の長時間に及ぶ給電は困難になります。したがって，自家発電装置の稼働状況を予測し，必要となる燃料や冷却水を確保しておくことが大切です。

水

断水は，機械類の稼働，治療の継続など病院機能の維持に直結するなど大きな影響があります。同時に，生命に直接かかわる飲料水や食事などにも影響は及びます。水分摂取量が不足することによって，時間の経過と共に健康状態の悪化が予想され，患者のみならず職員への長期的な健康問題にもなりかねません。

また，断水により透析治療ができなくなりますので，透析患者にとっては命と直結する問題です。

ガス

医療ガスや生活に必要なガスも，連結管の破断で使えなくなることがあります。また，ガス漏れによる被害も考えておかなければなりません。

災害直後の施設内の点検を含めて，日頃から行政や地域の関係機関と連携できるように，組織的な連携を構築しておくことが求められます。

通信

施設内の通信機器が断絶してしまうと，災害対策本部との連携や組織的な指示命令系統に大きな影響を及ぼすことになります。施設外との通信機能は，さまざまな支援要請に関することだけでなく，行政，福祉施設，支援病院，入院患者の家族との連絡，薬剤や医療用具，衛生材料，給食などの業者との連携に欠かすことができないものです。通信機器の断絶を防ぐために，IT機器の中核部が被災しないように対策を施して

おく必要があります。

　実際に被害を受けた施設からの報告では，院内の給水管が破断するという二次的被害の水漏れで通信機器が水浸しになり，非常電話が使用できなくなり，回復までに時間がかかったという例があります。

輸送・搬送

　他の病院などへ患者避難が必要な場合は，搬送先の施設および搬送手段を確保しなければなりません。患者の症状によって必要となる施設や搬送手段は多種多様なため，災害直後は大変な困難に直面し，混乱が大きくなることも想定されます。臨時の受け入れ施設や後方搬送のためには，事前の連絡方法と手段，その他救急車や緊急ヘリポート，各種車両の運転手の確保などさまざまな準備をしておかなければなりません。

被災直後の行動原則

▶どこでも災害に遭遇する可能性がある

　皆さんは，「どこで被災するか」ということを考えたことはありますか。医療従事者は，職場で被災した時の対策や訓練などを見直し，精力的に備えを進めています。しかし，災害はいつ起こるか分からないのですから，自分がどこで被災するのかは見当もつきません。季節や時間帯によって，また，建物，設備，人の移動などによって，災害が起こった直後にどのような状況になるのかが変わってきます。

▶日頃の自分の行動範囲で想定する

　どこにいたとしても，まずは自分自身の安全確保が第一です。揺れが収まったら周囲を見渡し，状況（情報）を判断してから行動に移します。

　災害発生時に自分がどこにいるのかは分かりません。したがって，日頃の自分の行動範囲を想定し，「自宅にいたら？」「家族と一緒に自宅から離れたところにいたら？」「職場で勤務中なら？」「通勤の途上なら？」「一人で遠方にいたら？」…，その他さまざまな場所を想定しておきたいものです。

　まずは冷静になり，揺れが収まるのを待ってから周りの状況を細かく観察し，次に行動に移すということを忘れないようにしてください。

▶パニックにならないように互いに声をかけ合う

　揺れが収まったら，周囲にいる人たちと声をかけ合うことも効果的です。被災直後は，ほとんどの人がどうすればよいのか分からずパニックに陥っていることが多いのです。そんな時は，積極的に周囲の人に声をかけましょう。知っている人，知らない人は関係ありません。誰かに声をかけることによって，自分もほかの人も，パニックから短時間で回復することができます。そして冷静になれるのです。

　看護師が当時のことを次のように回想しています。

　「当時は看護ステーションにいました。激しい揺れで壁や動き回る机につかまって何とか身体を支え，やっとの思いで廊下に出て，揺れが収まるのを待って病室に行きました。『大丈夫ですよー。すぐ迎えに来るから待っててねー！』と，患者に大きな声をかけながら次々に病室を回りました。しばらくして救出に向かうと，病室は物が散乱していましたが，患者は想像以上に落ち着いて待っていてくれたんですよ」

▶自宅にいたらどうするか

　自宅にいる時に被災したらどうなるでしょうか。家族との暮らし，夜間に被災した時のことなどを考えながら，自宅での防災・減災対策がどのようになっているかも見直してみる必要があります。家族との緊急時の連絡方法はどうするか，家族の避難集合の場所はどこにするか，睡眠中に地震が起こった場合，室内の落下物の防止対策に問題はないか，けがをしないように家から避難するにはどうするか，家族や親戚の安否確認はどんな方法で行うのか…などです。

　その上で，地震発生後職場に駆けつけられるようにするには，どのような準備が必要で，どのような心構えをしておくべきなのかを考えます。日頃からこれらのことを振り返ってみる習慣を身につけたいものです。

　私は，まず自分自身の安全を確保し，家族の安全確保を施した上で医療従事者としての活動に入ることが基本ではないかと考えています。

▶勤務中ならどうするか

　勤務中に被災した場合は，周囲を見て，直後にできることは何かを考え，行動を開

始します。看護師には，医療従事者として，また組織の一員としての役割を果たすことが求められます。

　「人」「物」「情報」が極端に限られた状態で行われる災害時対応は，その時の周囲の状況を見渡して臨機応変に，柔軟な考えのもとに対応していかなければなりません。そのためには備えが重要となります。日頃から災害教育や災害時対応マニュアルの理解に努め，さらに訓練などでさまざまな体験を身体中に詰め込んでいれば，いざという時に実践することが可能です。

〔担架を使って患者を運んだスタッフの声〕
　「訓練の時に担架で人を運んだことがあり，そのおかげか，近くにいた人と一緒にすぐ担架を持って病室に駆け上がっていくことができました。途中，余震で揺れがすごくて死ぬかと思ったけど」

　一度でも体験したことのある活動は，すぐに思いつき，割と躊躇することなく行動に移せるという声が多く寄せられています。訓練では，できるだけたくさんのスタッフが実体験できるように工夫することが，非常時に生きて働く力になるのです。

▶職場を離れていたらどうするか

　職場を離れている時に災害が起こった時は，家族の安否を確認した後に職場と連絡を取ります。連絡が取れない時は，職場からの連絡を待つことなく職場に駆けつけるようにします。大規模災害時は，マンパワーが不足して救助活動ができなくなることが多くあるためです。

▶「登院の基準」を作成しておく

　災害時には，マンパワーをできるだけ迅速に，かつより多く確保する必要があります。そのためには，マンパワーを確保する方法を組織的にできるだけ具体的に把握しておくことが求められます。当院では，被災後マニュアルを見直し，登院基準を策定しました（第5章 資料6〈P.95〉参照）。

　重要なことは，職員自身の身の安全確保を行った上で登院するということです。

職員としてどう動くか？
～基本となる具体的な地震直後の5分間行動

　地震発生直後に取った行動は，その後を大きく左右します。自宅にいた場合，職場にいた場合，それぞれの場合の基本となる具体的な地震発生直後の5分間行動についてまとめました（図1）。

発生時間帯で考える行動・
患者の安全を確保するための初動対応

　自分がどのような状況下にいるのかによって，災害後にとるべき行動は違ってきます。どこにいても，その時，職員自身が行動を開始できるような対策やルールが求められます。その基本的なルールがあれば，安心して自宅にとどまったり，遠方にいても安全に待機したりすることができるようになり，職員のストレスが軽減されることにつながります。

　「その時，どんな行動ができるのか」をイメージしておくことは，パニックからの早期回復に役立つと共に，家族の安否確認を通して，より安心で見通しを持って仕事を遂行できる点でとても大事なことと言えます。

　表2の内容が明確になっていること，そして内容を訓練や机上でシミュレーション体験をしていることによって，具体的なイメージができるようになります（図2）。

　当院では，地震発生時の基本的な対応，夜間・休日災害発生時のリーダー・スタッフの役割について，マニュアルに示しています（第5章 資料10〈P.107〉参照）。

表2　災害後に即行動できるようにするには

- 大規模災害時対応マニュアルは，スタッフ一人ひとりが行動できる内容であること
- 業務中のそれぞれの役割に即して，初期行動が明確になっていること
- 休日・夜間の代行業務が，具体的に明記されていること
- 施設からの連絡網が明記されていること
- 乳幼児・要介護者と同居している場合の対応などについて，明確になっていること
- 自宅や遠方にいる場合，また産休・育休・介護休暇中などの職員の対応が明確になっていること

図1 地震発生直後の5分間行動

《自宅にいる時》

0分
- 机やテーブルなどの下に隠れる
- 火を使っていたらすぐに消す（火事を起こさない）
- 脱出口を確保する（ドアや窓を開ける）

1〜2分
（揺れが収まったら）
- 出火していたらすぐに初期消火を行う
- 家族の安否確認をする（近隣の人たちの様子も把握する）
- 避難が必要であれば準備をする

3〜5分
（状況に応じて屋外避難）
- ガスの元栓を閉め，コンセントを抜く
- 頭を保護して，落下物などに注意して外に出る
- 近所と連携する
- 傷病者に対応する
- 避難後はラジオなどで正確な情報を入手し，施設と連絡できるかどうか，出勤できるかなどについて対応する

《職場にいる時》

0分
（全員）
- 机やテーブルなどの下に隠れる
- 火を使っていたらすぐに消す（火事を起こさない）
- 脱出口を確保する（ドアや窓を開ける）

1〜2分
（揺れが収まったら役割に沿って行動）
- 出火していたらすぐに初期消火を行う
- 職員・患者・家族・面会者の安全を確認する
- 避難経路を確保する
- 職員，入院患者の傷病者を把握し，対応する

3〜5分
（役割に沿った行動）
- 職員・患者の安全を確保する（二次災害への予防をすぐに行う）
- 避難が必要であれば準備する
- 設備や備品などの被害状況を確認する
- 患者や外来者に不安軽減のための情報提供をする
- 避難誘導の開始の指示を待つ

5分後〜
- 必要であれば避難誘導を開始する
- 被災状況を報告する準備をし，通報する
- 二次災害を予防する
- マンパワーを確保する
- 災害対策本部からの指示に従って行動する

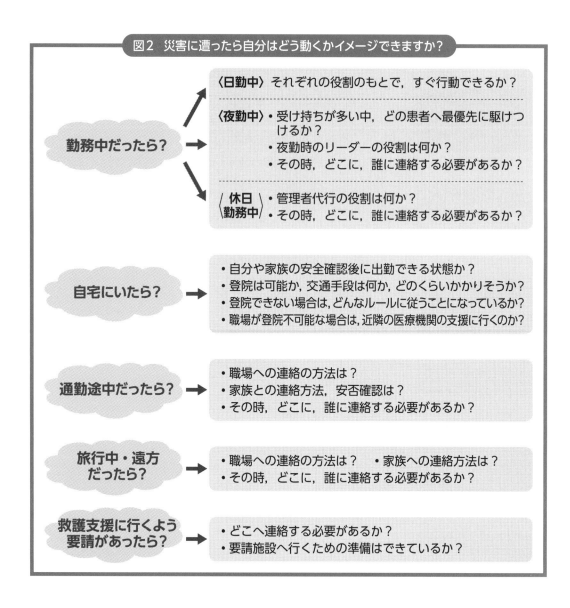

図2　災害に遭ったら自分はどう動くかイメージできますか?

勤務中だったら?

〈日勤中〉それぞれの役割のもとで，すぐ行動できるか?

〈夜勤中〉・受け持ちが多い中，どの患者へ最優先に駆けつけるか?
・夜勤時のリーダーの役割は何か?
・その時，どこに，誰に連絡する必要があるか?

〈休日勤務中〉・管理者代行の役割は何か?
・その時，どこに，誰に連絡する必要があるか?

自宅にいたら?

・自分や家族の安全確認後に出勤できる状態か?
・登院は可能か，交通手段は何か，どのくらいかかりそうか?
・登院できない場合は，どんなルールに従うことになっているか?
・職場が登院不可能な場合は，近隣の医療機関の支援に行くのか?

通勤途中だったら?

・職場への連絡の方法は?
・家族との連絡方法，安否確認は?
・その時，どこに，誰に連絡する必要があるか?

旅行中・遠方だったら?

・職場への連絡の方法は?　・家族への連絡方法は?
・その時，どこに，誰に連絡する必要があるか?

救護支援に行くよう要請があったら?

・どこへ連絡する必要があるか?
・要請施設へ行くための準備はできているか?

実体験した看護師の「状況」「判断（判断の根拠）」「行動」
～その時，看護師はどのように判断をしたのか

　新潟県中越地震発災直後の当院看護師の体験を，アンケート調査およびその分析から，「判断は何に基づいていたのか，判断の要因になったのはどんな事柄か」について考察しました（**資料**）。

　災害発生時に勤務した看護職に行ったアンケート調査から見えた判断要因を分析した結果，それぞれ個人が持つ判断要因と，組織としてのマニュアルやルール，訓練などからの判断要因があることが分かりました。それらを分類して**表3**にまとめました。

その時の看護師を取り巻く状況

- 「ドスン！」と体を突き上げるような衝撃を受けた
- 配膳台が飛んでいき，壁にめりこんだ
- 病室の壁が突然落ちてきて，天井から大量の水が落ちはじめた
- 体が廊下の壁に飛ばされ，持っていた与薬台が全部廊下に散乱した
- ２回目の大きな揺れで，看護室入り口の柱に必死につかまり飛ばされないようにしていたが，ステーションの中の棚や物品が崩れ落ちていくのが見えて震えた
- 停電による暗闇の中，自家発電が作動するまでの間は懐中電灯で対応した
- 病室や廊下に滝のように水が流れ込んだ
- 揺れるたびにあちらこちらから悲鳴が聞こえた
- 突然の轟音と共にお膳を持ったまま廊下に飛ばされた
- 天井の壁が崩れ落ち，もうダメかと初めて「死」を意識した
- 隕石が落下して地球が終わるのかと思った　　など

その時の看護師を取り巻く状況から判断したこと・考えたこと

- ２回目の揺れで危険を感じ，一刻も早く患者を避難させなければいけない
- 避難は避難訓練どおりにすればいい
- リーダーナースは，患者の安全を考えてスタッフに指示しなければならない
- リーダーの役割を思い出した
- 窓ガラスが飛び散ることを予想し，ベッドを中央へ寄せなければならない
- ロッカーが危険と判断し，全部倒すことを考えた
- レスピレーターが患者から外れないようにすぐ行かなければならない
- この状況なら本部からの指示は待ってはいられない
- この状況では患者を病棟にはおいてはおけない，避難の準備が必要だ
- 避難順序は訓練のようにしよう
- どうしたらよいのか？　何が何だか分からずパニックになった
- とにかく患者を何としても守ろう，声かけをしよう
- 自分がけがをしないようにしなければならない
- 「死」を意識し，逆に冷静になって行動できた　　など

その時の看護師を取り巻く状況から判断し，その後に起こした行動

- 担送・護送患者の確認と避難順序を指示した
- スタッフに「病室を回って安全確認と安心できるような声かけ」を指示した
- ベッドに飛びつき，右腕で点滴チューブが外れないように抱え，右手で挿管チューブが呼吸器から外れないように押さえ，左手は自分が飛ばされないようにベッドの柵を握った
- 停電の中，何かにつかまりながら必死で動いた
- 認知症の患者の不安軽減のために頻回に声かけをした
- リーダーや本部の指示が分かったので，安心して避難行動を開始した
- 避難行動は激しい余震の中であり恐怖との戦いだったが，互いの声かけで冷静に行動できた
- 廊下など避難経路の確保を考えて応援スタッフに指示することができた
- 担架が不足したのでマットレスパッドを工夫して担架の代わりにし，短時間で多くの患者を避難させた
- 一次避難場所では，看護単位で集合した
- 訓練どおり，避難後に患者の安全確認をした　　など

表3　看護師の判断要因	
個人の判断要因	**組織の判断要因**
・周囲の物理的な状況（建物・施設設備・視覚的惨状・体感） ・体験的な将来予測（地震体験からの推測・危険回避行動） ・患者の様子の把握（身体的な状況・精神的な状況） ・看護師自身の状況・立場（使命感・安全確保・役割認識） ・他者の指示（声かけへの応答・他者の判断）	・情報の収集と整合性の吟味（直接情報・報告収集・部署の危機感の把握） ・安全の比較検討（避難か現状維持か・人命尊重の視点） ・避難訓練の評価（定期訓練の成果・マニュアルの徹底） ・物理的な評価（避難場所の確保・避難手段の状況） ・組織の人的状況の把握（本部，部署の対処・リーダーの資質）

図3　災害時に状況を的確に判断し適切な行動をするために

看護師を取り巻く状況・判断の主な要因

個人の判断要因 ＋ 組織の判断要因

・災害教育（災害における知識・技術の習得）
・訓練（体験や支援活動のあり方）

　判断要因が多いほど，的確で柔軟な災害時対応ができることにつながっていると思われます。判断要因を可能な限り多くするには，災害教育（基本的知識の習得や研究成果の情報収集，災害時に必要な技術の習得），広域的な災害訓練の参加，施設内の災害対応訓練および看護単位での災害時対応訓練など，災害を想定した施設のマニュアルを基にした訓練を実践しておくことが必要です。これらを実践することで，災害時に状況を的確に判断をして適切な行動ができるようになります（図3）。

　また，災害の知識や技術を習得することで，今後に予想される二次災害の防止，被災者の対応，復旧・復興に向けての災害サイクルに応じた柔軟な対応が可能になると考えられます。

避難のタイミングと恐怖

　災害発生時に看護部スタッフがどのように動くかは，患者の安全と安心の成否を大きく左右します。新潟県中越地震の発生は土曜日の夕刻であったため，幸いにも手術や夜間透析がなく，患者への影響を最小限に留めることができました。しかし，地震直後，直ちに入院患者を1階に避難させることを決定しました。

　各病棟の夜勤リーダーは患者への被害がないことを確認して患者への声かけを行い，その後，避難準備（マンパワーの確保，担架の準備，その他）に追われました。

　強い揺れが頻回に襲い，声をかけ合って動こうとした途端に，猛烈な揺れでとても立っていられません。いつ避難を開始すればよいのか，避難のタイミングをつかむ判断は，看護部スタッフを一番悩ませました。

　病棟ではあらゆるものが落ちて散乱し，天井からは漏水が流れ落ち，建物はぐらぐらと揺れています。「いつ，どんな方法で患者を1階に避難させたらよいのか」。まさに，指示もない，マニュアルにもない主体的な判断と行動が求められる場面となったのです。

　幸いにも，全患者を一人の事故もなく避難させることができました。度重なる激震が襲う中，スタッフが上層階の病棟に駆けつける間，患者の命を守り続けた多くのスタッフを誇りに思うと共に，胸が熱くなる思いでした。「絶対に患者を守るんだ」という強い思いによって「専門職としての患者の安全確保」を実践し，見事に成し遂げたのです。

引用・参考文献
1）防災科学技術研究所：首都直下地震防災・減災特別プロジェクト　都市施設の耐震背評価・機能保持に関する研究「病院スタッフのための地震対策ハンドブック―あなたの病院機能を守るための身近な対策」，P.44，2010.
https://www.bosai.go.jp/hyogo/syuto-pj/outcome1.html（2021年11月閲覧）

回想録 "その時私は"

～震災に直面した小千谷総合病院の病院長として

元・小千谷総合病院理事長 横森忠紘

　美しい自然と濃やかな人情にあふれ，災害には全く縁のなかった穏やかな地域に，何の前触れもなく突然に震度7の大地震が襲来しました。2004年10月23日（土）午後5時56分のことでした。稲の刈り入れが終わり，雪の準備にはまだ早い時期です。その日は，秋の日差しがうららかな1年中で最も快適な日のはずでした。

　その日私は，南魚沼郡六日町（現・南魚沼市）で行われた産業医研修会に出席していました。折から商店街の秋祭りで町は大いに賑わっていました。会が終了した午後5時に旧知の友人から久しぶりに一杯やろうと誘われ，翌日は日曜日なので心が動きましたが振り切って車中の人となりました。途中堀之内町にある行きつけのラーメン屋で背脂ラーメンを食べようとしましたが，駐車場が満杯で入れず，やむなく国道17号の和南津トンネルを通過して川口町に出ました。川口町の日帰り温泉に浸かろうかと頭をよぎりましたが，思い直してそのまま自宅に向かいました。

　地震により和南津トンネルは崩壊し，小千谷市に向かう国道は至るところに崖崩れが発生して10日間はまったく不通になりました。どこかに立ち寄っていれば，数日間は足止めを余儀なくされたと推測されます。幸運でした。

　そして午後5時56分，私の車は小千谷市の中央を流れる信濃川に架かった旭橋を進行中でした。突然大音響と共に下から突き上げられて車が跳ね上がり，横向きとなって橋ごと大きく揺れました。一瞬某国からミサイルが打ち込まれたかと思ったほどでした。第一波が収まった後，急いで橋を渡り病院に向かいました。

　病院に駆け込むと相次いで大きな余震が襲来しました。その度に病棟のある4～7階は大きく揺れて，立ってはいられない状態でした。すべての物が倒れ，壁が落ち，天井の配管が破れて大量の水が廊下に降り注いでいました。急いで入院患者223人を，隣接している比較的新しい本館の1階に避難させる指示を出しました。

　地震が起こったのは土曜日の夕方で，手術や夜間透析がない日だったのは不幸中の幸いでした。その週は食道がんをはじめとする大手術が数件あり，外科医師が数人残っていました。また，病棟では勤務交代の直後であり，日勤の看

護師が大半残っていたことも極めて幸運でした。

　多くの患者は高齢者で寝たきりの人も多く，その週に手術した患者は25人でした。患者の移送にエレベーターは使えず，病棟に常備してある小型の担架やシーツを使って4人1組で保持し，階段を往復して次から次へ患者を移送しました。その間も余震は続き，壁や天井が落ちる中，逃げ出す職員は1人もなく，声をかけ合い励まし合って行動しました。

　通信手段は断絶し，道路も至るところで寸断されていましたが，次々と多くの職員が駆けつけて救護活動に従事してくれました。

　病院では，数年来消防署の協力で，毎年大掛かりな避難訓練を実施しており，マニュアルも整備されていました。今回の大量避難にはこれが大いに役立ちました。

　避難場所は病棟別に区分けしてマットを敷き詰め，スタッフは運ぶ班と受け取る班に分かれて行動しました。受け取る班は，リストバンドで患者名を確認して点滴や酸素など必要な治療は早急に開始しました。5年前より患者誤認防止のため，入院患者全員にネームを記したリストバンドを義務づけていましたが，緊急時における患者の確認に大いに有効でした。

　6階の外科病棟には人工呼吸器装着患者が3人おり，地震直後に駆けつけた医師が，相継ぐ余震で自家発電が途切れたあとは蘇生バッグを手もみして人工呼吸を継続しました。また，救急外来には自宅から避難の途中に脳出血を発症して呼吸困難を来した患者が来院し，急いで気管内挿管による人工呼吸を施しました。

　その頃から電話は次第に通じにくくなり，午後9時ごろには全く通じなくなりました。4本確保されていたはずの災害対応回線でしたが，配電盤に天井から水が浸入して接続不能になったことが後で判明しました。外来の救急患者を含めて4人の人工呼吸を要する患者を急いで被害の少ない病院に転送する必要がありましたが，電話が不通のままで途方に暮れていました。その時偶然にも1本の電話が鳴りました。長岡市T綜合病院院長U先生からの安否と被害状況を気遣う電話でした。まさに天から与えられた僥倖だと，無理やり4人の患者をお願いして引き受けていただきました。U先生には生涯足を向けて寝られません。4人の人工呼吸患者の転送が無事に終わったのは，午後11時過ぎでした。

　他の入院患者は，全員けがもなく，病棟別に区分けしてマットを敷き詰めた安全地帯に避難して必要な治療が続けられました。

　地震発生と同時に自動的に自家発電が作動しましたが，40分後に断絶しました。地下2階の水冷式自家発電装置は無事でしたが，相次ぐ余震のために屋上の高架水槽（100ｔ）が大きく変位して，給水管が破裂したのが原因でした。燃料タンク（1,000Ｌ）の重油は当日ほぼ満タンで2日間は発電可能でしたが，水冷式装置はポンプの冷却に常時大量の水を必要とします。給水管が破裂して

冷却水の供給が途絶えたため，冷却水タンクに残った分では約40分しか発電機は作動しません。このことを事務長がいち早く察知したため，約40分後の全館停電を想定して対応することができました。

レスピレーター装着中の患者に対しては医師と看護師をあらかじめ配置して，自家発電が停止したら直ちに送気用バッグを手もみして手動による人工呼吸を続けることを指示しました。さらに，院内にあるすべての懐中電灯を集めて必要部署に配置しました。

自家発電が途切れた館内は漆黒の闇であり，余震が来るたびにスタッフや患者の恐怖が倍増しました。冷却水を補給すれば自家発電を再開することができるかもしれないと考えました。事務長の指導のもとに駆けつけた男性職員を動員して，駐車場の地下水汲上口からはしごを伝わって地下2階の自家発電装置冷却水タンクまで，バケツリレーで冷却水を補給しました。その結果，約1時間後に自家発電を再開することができました。灯りと動力を守る懸命の努力は，10月25日（月）に自家発電搭載車が秋田から到着するまで続けられました。

一方，1階の外来救急室には地震直後より救急患者が殺到しました。医療機器，物品，処置台，薬剤棚などが倒れ散乱する中，外傷，熱傷，CPA患者がいっせいに運ばれ，さらに近隣の住民が避難して一時は大混乱となりました。当直者以外に，駆けつけた医師（5～6人）と看護師（6～7人）が徹夜で業務に当たりました。地震発生から翌朝までに約200人の救急患者が来院しました。

実は，病院から2kmほど離れた自宅には，結婚して家を出ていた娘がお産で里帰りしており，地震の約1カ月前の9月末に誕生したばかりの孫と同居していました。地震発生と同時に病院に駆け込んだため自宅のことが気がかりで，何回も電話をしましたが全く反応がありません。何かあれば必ず病院に来るだろうと覚悟を決めていました。深夜1時過ぎに，ようやく一段落したので事務長に断って車で自宅に向かいました。自宅は無人で天井や壁が崩れ落ち，あらゆる物が倒れて散乱していました。大声を上げていたら近所の人が近くのスーパーの駐車場にいると教えてくれました。急いで駆けつけると，急ごしらえのテントの中に娘は孫を，妻は愛犬を抱きしめていました。全員けが一つなく無事でした。娘に聞くと，夕方6時の授乳時間に2階の部屋で孫を抱き上げた途端に地震が到来し，そのまま脱兎の如く犬を抱えた妻と共に脱出したということでした。後日その部屋に行くと，孫の寝ていたベッドの上に本箱が倒れ，ガラスと本が散乱しており，もし一人で寝ていたらと考えると寒気がする思いでした。

車を家族に預けて，灯りが全く途絶えた深夜の町の所々陥没した道を歩いて再び病院に戻りました。途中，見上げると天上は満天の星空でした。「運が良かった！」思わず声が出て，その後涙がとめどなく流れました。

2004年10月23日，その日は私の生涯で最も長い一日でした。

第2章

災害看護の基本的知識

　人々は遠い昔から，体験を通して自然災害についてさまざまなことを学んできました。それらは文字や絵に残されており，それらが教訓として生かされてきたことも多かったと伝えられています。

　以前から「災害は忘れた頃にやってくる」と言われ続けてきました。しかし，災害が多発する現今では，「災害は忘れないうちにやってくる」と言い換え，常日頃からその備えや心構えを説いています。

　現代の人類は，急速な生産性の向上や豊かな生活様式と引き換えに自然環境を破壊しています。また，それらに伴って生ずる熱エネルギーの増加やオゾン層を破壊するフロンガスなどの物質によって地球規模でさまざまな現象が起こり，地球温暖化という大規模な環境の変化を引き起こしています。このように，人々の生活の営みは，自然現象へ影響を及ぼして自然災害を誘発し，複合的な災害をもたらしているのです。

　度重なる災害に見舞われ，一般の人たちも防災や減災の知識が必要になっている現在，医療従事者である私たちには，今まで以上に「災害の知識・対応する技術」などが求められ，期待されています。それは，災害によって多くの人々の命や日常の生活が脅かされるためであり，「人の命を守る」「生活を守る」ことが医療従事者に求められており，まさに私たちの使命だからと言えるでしょう。現在では，災害医療，災害看護を取り扱った専門書なども数多く目にすることができます。

　本章で取り扱う「災害看護の基本的知識」は，筆者の自宅や家族が被災すると共に，勤めていた病院が大規模な災害に遭遇した体験から，看護職の皆さんにぜひ知っていてほしい初歩的な内容を記したものです。

災害看護を学ぶ意味

災害看護ではどのような構えや能力が求められるか

　災害看護は，災害発生直後から災害サイクルのすべての時期において，大切な人の命と生活を守るための看護で，あらゆる生活の場の人々を対象としています。その実践の場は医療施設内だけでなく，災害現場や避難所，仮設住宅などで生活するあらゆる人々に対して看護活動を実践します。したがって，極めて複雑な生活の場における看護上のニーズに対して責任を持って問題を解決していくことが求められます。

　では，災害看護ではどのような構えや能力が求められるのか考えてみましょう。筆者は，自身の体験を通し表1に示すような災害時の状況の変化に主体的に対応する力が求められると考えています。

表1　災害時の状況の変化に主体的にかつ柔軟に対応するために必要とされる能力

❶情報収集能力　刻々と変化していく被害状況を敏感にとらえる力

　どこで被災するか分からない状況の中で，周囲を見渡し自分自身の安全確保から周囲の状況をくみ取り，判断するための情報を得る力は，これから行動するためにはとても重要な能力です。

❷知識や情報を選択し優先的に活用していく能力
被害状況の中で何を活用するかを選択できる力

　その時の情報と個人が持っている知識や体験から，役割を果たすことにつながり，またこれから起こることに予測を持って行動することができるようになります。

❸問題解決能力　選択した課題に対して積極的に解決に挑む力

　課題の影響力や優先順位を見極め，個人で解決できることなのか，個人では解決できなければどこに持っていったら解決できるかなどを知っていることが重要です。

❹強い意志　困難な状況の中進んで立ち向かう意識

　日頃からの役割認識や自分の仕事の責任の自覚を考えておくことで，困難な状況でもそれらが発揮されることにつながります。

❺良好な人間関係を築く資質　他職種や面識のない人たちと協働するための能力

　災害時は多くの被災者とかかわるため，1人では活動できません。災害救護チーム間の人間関係や被災者との人間関係が重要になります。

　医療従事者として被災者とかかわった際に，被災者から「生きる希望につながった」「忘れられない関係になった」などの声が多く聞かれました。医療従事者は身体的な治療と共に，人としての関係が良好なことで精神的な面でも被災者の支援になることが多いと，自ら被災した立場からも思っています。

酒井明子編：災害看護　第5版　ナーシンググラフィカ　看護の統合と実践③，P.21，メディカ出版，2022.より引用，改変

これらのことは，生涯にわたり看護実践を通して研鑽を重ねながら専門性を深めようとする能力と関係していると考えています。これは，生涯学習の基礎能力である，自ら学び，自ら考え，実践する能力を身につける能力に通じるものと言えます。

また災害看護では，人間や人間の生活に深くかかわりを持ちながら，人々の生き方や価値観に応じて，その人の健康な生活とその自立を支えることが重視されるため，災害各期に応じて長期的な視点からの被災者との人間関係の形成過程が特に大切であると考えています。

さらに，思いやりや倫理観にあふれた医療への国民的なニーズが高まっています。看護実践能力として単なる科学的な知識・技術の習得だけにとどまらず，豊かな人間性を兼ね備え，地域のさまざまな特性や条件などに合わせた自立を目指して，その援助の方策などをつくり出していく能力も求められることになります。

▶具体的に行動を起こすことができるようになるために

看護実践は広い領域にわたっており，専門性が求められる領域ごとの特殊性を持っています。しかし災害看護は，どの領域に関係する看護者であっても，基本的な知識として学ばなければならないことです。近年では災害看護に対する注目度が反映され，2009年に看護基礎教育の統合分野に「災害看護」が導入され，災害看護の基礎知識の習得が求められています[1]。全看護職員が災害看護の基本的な知識とケアの基本を習得し，いざ災害が起こったその時に具体的に行動を起こすことができるように，それぞれの施設に即したマニュアルを基に訓練しておくことが必要です。

▶教訓から得た
「災害時の対応能力を向上させる」ために必要な視点

筆者は，自らの災害体験を教訓として，それぞれの状況下でより安全で，しかも安心して治療することのできる病院づくりにさまざまな観点から取り組んできました。その取り組みを進めて行き着いた基本姿勢は，体験した災害やその後に生じたさまざまな施設の状況をありのままに受け入れることであり，そこから得られた体験を収集・整理し，教訓にまで高めて，その後の平時の看護活動や災害看護活動などに確実に生かすことでした。そのため，アンケートや聞き取りなどの方法でその基礎となる資料を蓄積することに努めてきました。

その中から，災害時の対応能力を高めるためにあえて集約すれば，次の3点が重要であると考えています。

①日頃の業務や職務に関する課題に対して，
　自らの問題意識にまで高めるような職場風土を醸成すること

　トップダウンではなく，一人ひとりの小さな気づきを吸い上げて共通の課題にして，みんなでその解決方法を考える必要があります。日頃から一人ひとりの意見が大切に扱われているという職務の改善意欲が感じられるリーダー像が求められます。

②平常時の職務を確実に，しかも安全に遂行しようとする
　一人ひとりの基本姿勢を確立するよう努めること

　職務の基本的な知識を身につけると共に，スタッフをさまざまな委員会に所属させるなど，その組織の目的や委員会規程，さらにはマニュアルなどを常に改善していこうとする姿勢が組織全体に浸透していくように日頃から取り組んでいく必要があります。

③災害の規模や目的などを明確にした訓練を実施し，
　常に課題を掘り起こしながら解決策を探ると共に，
　訓練に参加する職員のすそ野を広げていくように訓練の内容を工夫すること

　地震発生時に患者避難を経験した当院のスタッフは，「以前にやったことがあったので，すぐにやったこと以上の対応ができました」と証言しています。訓練では，できるだけ多くのスタッフが，自ら身体を動かして緊急場面に遭遇した時の体験ができるような訓練項目を意図的に設定するなど，参加者のすそ野を広げることが求められます。

災害時における医療・看護の役割

▶災害時医療の概念 (表2)

　災害時に医療・看護に求められる役割は，災害により被災した人々の命や健康的な生活への被害を最小限にとどめるために，災害に関する看護独自の知識や技術を駆使

表2　災害時医療の概念

❶限られた資源（人材・資機材・時間）で，最大多数の被災者に最善を尽くす
❷救命の可能性の高い傷病者を優先する
❸支援を要するグループである災害時要援護者を優先することに主眼が置かれる

して，他の専門分野の人々と協働しながら，災害サイクルすべてにかかわる医療・看護活動を災害状況に応じて臨機応変に展開することです。

▶具体的な役割

被災者の救命と疾病の治療促進への援助および療養環境の整備

　災害発生直後は，被災地内の災害現場，医療機関で非常事態が起こり，混乱が生じます。そして，平常時の医療・看護活動から瞬時に災害医療・看護がスタートします。被災地内の医療機関には多数の傷病者が搬送されてきて，医療者は救命活動を行わなければなりません。その医療機関では，入院患者はもちろん，時間帯によっては外来患者も治療・検査の最中であるため，多くの患者の治療を継続しながら療養環境を整え，同時に災害患者の治療などの対応および療養環境も整えていくことが必要になります。したがって，被災直後の医療の継続，傷病者の受け入れには，事前の備えがないと活動の維持ができなくなります。

　次のコラムに，実際に起こった小千谷総合病院の災害発生直後の予期できなかった状況を紹介します。ここでの教訓を生かす必要があります。

継続的な心のケア

　災害発生時は，人間が生きていく上での心の基盤である「安全・安心の生活」が被災直後から脅かされ，恐怖や不安から心身のバランスを崩してしまい，被災者は大きなストレスを感じることになります。心的外傷後ストレス障害（PTSD）や急性ストレス障害（ASD）からくる身体的な変化，精神的な鬱状態などを防止するために必要なのが「心のケア」です。被災者の心理・援助者の心理の理解と援助については後述します。

　乳幼児から高齢者まで，その人の環境に合った，継続的な心のケアが看護の役割として重要になりますが，一時的な支援活動だけではできないことが多くあります。したがって，被災直後の被災者への継続的なかかわりと共に，被災からの経過に合わせたかかわり方が求められます。

避難生活における心身の健康を保持できるような支援

　住民の避難生活は，避難所，自宅などさまざまです。生活環境は季節によって大きく異なり，年齢や避難場所によっても違いがあります。避難生活における健康保持のための支援活動では，地域の保健所や社会福祉協議会の担当者およびボランティアなどと連携することが必要になります。

地震後，病院は避難所になってしまった！
～地域に根ざした病院（小千谷総合病院と付帯施設）での予想外の出来事

「ドスン，グラグラ」と下から突き上げる衝撃。立っていられない。一瞬「何が起こったのか」と頭の中が真っ白になる。突然電気が消え，周囲の棚と医療機器，処置台が崩れ落ち，「ガン，ガン」と壁にぶつかる恐ろしい音。一瞬にして足元は物で埋まっていく。「体が血だらけになりながら死んでいく自分の姿」がぐるぐると頭の中を駆け巡る。

1時間の間に襲ってくる地震は，震度6強，6弱が3回，5強，5弱が4回，4が10回も。地震発生から10分後には，外傷の患者，熱傷の患者，CPAの患者などが次々に運ばれてくる。当直医師1人，看護師2人では対応しきれない。すぐに医師や看護師たちが次々に駆けつけ，負傷者の処置を朝まで必死に続ける。

災害時には，病院への傷病者の来院は予想され，その準備もしていた。しかし，全く予想していないことがあった。それは病院の周辺住民が200～300人避難してきたことである。病院の付帯施設である介護老人保健施設にも300～400人が避難してきた。その多くは，高齢者や要介護者，乳幼児を抱える人，退院直後の人，家族全員が通院している人など，何らかの不安要素を持った住民である。地域一帯はライフラインが断裂し，暗闇と不気味な音に包まれている。病院の廊下は配管からの漏水で水浸し。さらに，玄関前の道路は大きな亀裂が入り，口を開けている。こんな地獄のような状況で，なぜ多くの住民が押し寄せてきたのか。おそらく自家発電により一部ともっていた電灯に不安の極致にある人々が吸い寄せられたのであろう。

また，介護老人保健施設にもけがをした人，介護の必要な人などが多数訪れた。病院も施設も，避難者への対応にマンパワーを必要とする。傷病者ではない人には近くの災害避難場所に移ってもらうように説明するが，うまくいかない。日中，足手まといになる高齢者を病院に残して，家族は自宅に後片付けに帰ってしまい，看護者が介護を余儀なくされることもあった。避難してきた人たちが全員避難所や自宅に帰ったのは，地震発生から実に7日後のことだった。

医療機能を優先して「避難者を受け入れない方向」で対応するか，「受け入れる」というスタンスで準備しておくかには大きな違いがある。病院の敷地や建物の中に地域住民の避難場所が確保されるならば，その準備も「災害の備え」として必要である。これは，「地域に根ざした病院」のあり方の一つとしてぜひ考えておく必要がある。

一方，時間の経過と共に，医療効果を高める方向へシフトする必要もある。この視点から行政や地域防災組織などと日頃から連携を密にし，災害時の住民の避難場所や誘導などの方法を確立しておくことは，病院としての責務である。ぜひ，医療従事者として災害時の対応をさまざまな面からとらえてほしい。

支援を要する被災者への優先度を考えた生活支援

　特に災害時要援護者に関しては，その特性に応じた特別な対応や専門的な支援が重要となり，その領域の専門的な看護者，病院，業者などとの連携が必要なこともあります。また，要支援者の支援に関係するネットワークを知っておくことも大切なことです。

日常生活を取り戻すために自ら回復して力を発揮させるための支援

　被災者が自身の健康維持を目指して自己管理できることをねらいに据えて支援していきます。なお，生活復興に向けての支援は，地域の保健所や社会福祉協議会，生活支援相談員などと連携しながら，看護の視点でかかわっていくことが必要です。

地域住民や入院患者の安全を守る平常時からの備えや
各サイクルに準じた対応能力の習得

　災害についての知識の習得・避難訓練などの「災害の備え」について日頃から準備し，看護者としてどこで災害にあっても，自身の安全を確保しながら看護の役割を発揮できるようにしておくことが，災害の多い今の時代には不可欠だと考えています。災害はいつどこで起こるか分かりません。起こることを想定し，「最悪のことを想定した備え」が求められます。

地域住民が自己防災力を備えるような支援

　地域の病院として，日頃から住民と一緒になって「災害に備える」活動が大切です。地域の自主防災組織への参加や支援などに積極的にかかわることなど，災害時の「自助」「共助」「公助」について，その橋渡し的な役割を看護が担っていかなければならないことが多くあります。被災直後の傷病者の「自助」「共助」は人々の救命にもかかわることとして，平時から地域住民と連携した「災害時の備え」が看護に期待されています。

災害の種類および被害と疾患の特徴

災害の種類

災害は，その発生原因により「自然災害」「人為災害」「特殊災害」に分けられます（表3）。

災害発生場所の特徴

都市型

都市は人口密度が高く，災害が発生した場合には，人的・経済的被害は増大します。多数の被災者が発生する，ライフラインが途絶える，交通網が麻痺するなどで影響が大きくなります。

地方型

交通網の不備により，被災地が孤立し，援助物資や被災者の搬送が困難になります。病院が少ない，人口密度が低く建物が分散している，また，災害時要援護者とされる高齢者の人口比率の高い地域が多い，などの特徴があります。

災害の種類別の疾病構造

自然災害

〈地震〉

自然災害の中でも最も広域に人命と財産にダメージを与える災害の一つです。地震災害による死亡例は，倒壊した建物や落下物による直接的な外力が加わって起こるものが多く見られます。重症な頭部外傷，胸部外傷，外出血や内出血などは即死となり

表3 災害の種類		
自然災害	気象や地殻の変動など，自然の力によって引き起こされる災害	地震，津波，台風，水害，火山噴火，豪雪，雪崩，干ばつなど
人為災害	航空機や列車事故などの大型交通事故，工場の爆発事故など人為的な要因がかかわる災害	交通災害，工場爆発，都市大火災，ビル火災，炭鉱事故，地下街災害など
特殊災害	通常の対応では困難な特殊な装備を必要とする災害	放射線漏洩事故，有毒化学物質拡散事故，NBCテロ，伝染病の世界的流行，戦争など

ます。数分から数時間で死亡するような早期死では，窒息，循環血液量減少性の
ショック，低体温なども時折見られます。数日後に死亡するような遅発死には，脱水
や低体温，高体温，クラッシュシンドローム（圧挫症候群），創部感染症などと共に，
地震後に発生した火災による火傷なども見られます。これらの重症例は，被災地内で
の治療は困難な場合が多く，いち早く適切な高度医療が可能な施設に搬送するため
に，ヘリコプターなどによる広域搬送が必要になります。

　地震災害では，内科疾患の増加も多く見られます。特に急性心筋梗塞は，発災後か
ら急激に増加します。阪神・淡路大震災や新潟県中越地震，東日本大震災などで，震
災のストレスや，寒冷環境などの要因で発症するケースが多く見られました。血栓塞
栓症（エコノミークラス症候群），脳血管障害，服薬継続の困難による糖尿病，高血
圧症などの慢性疾患の増悪，うつ病などの精神疾患の増悪，生活環境・衛生環境の悪
化による感冒なども増加します。

〈津波〉

　津波は，海底で起こった地震により発生します。巨大な水の塊となって陸に押し寄
せて起こる被害だけでなく，その津波が引く時に起こる被害もあります。強い力で長
時間にわたり引き続けるために，破壊された家屋などの漂流物が一気に海中に引き込
まれます。

　特徴的な症例として，身体を漂流物や建物などに打ち付けられたことによる頭部外
傷，脊髄損傷，内臓破裂などの機械的外傷，溺水による窒息死が見られます。

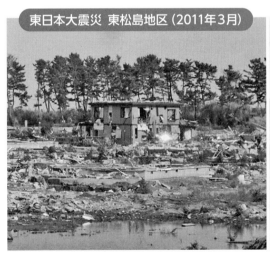

東日本大震災　東松島地区（2011年3月）

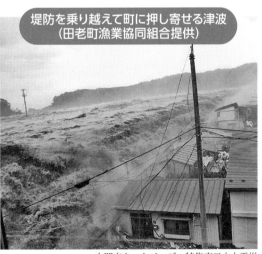

堤防を乗り越えて町に押し寄せる津波
（田老町漁業協同組合提供）

内閣府ホームページ：特集東日本大震災

負傷例は外傷，擦過傷，切創などですが，創の汚染が高度であることが特徴です。そのため，創の中で二次感染を起こし化膿します。また，海水や砂利を気管内に吸引してしまうことによる細気管支炎，無気肺，肺炎も多く見られます。肺炎などは受傷直後には見られませんが，受傷2日目ごろから急激に悪化してしまいます。肺炎の原因は細菌だけでなく化学物質のこともあり，治療が難航することもあります。

〈風水害（台風，洪水）〉

　日本は，国土の70％を森林や原野で覆われており，河川の流水域が狭く，長さも短いため，山峡地の急斜面で地滑りが起こりやすく，河川では洪水が起こりやすいという地形的な特徴を持っています。我が国において風水害は毎年起こる災害であり，種類別に見ると最も身近に起こると言っても過言ではありません。

　風水害の特徴的な疾患としては，台風や竜巻では，風により飛来した瓦や落下したさまざまなものが体に当たったり，体が飛ばされたりすることなどによる機械的外傷が多く見られます。また，土砂崩れや土石流などに巻き込まれて窒息する症例も見られます。洪水では適切に避難することができれば基本的に死亡することはないと言えますが，問題なのは，水位が下がってからの感染症との戦いです。下水道が溢れ，汚水で道路や家屋が汚染され，劣悪な衛生環境での避難生活で感染症の集団発生を起こしやすい状態になります。

〈火山噴火〉

　我が国は，地震大国でもあり火山大国でもあります。現在気象庁は108の火山を活

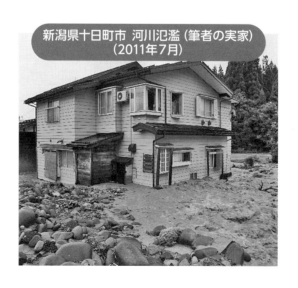

新潟県十日町市　河川氾濫（筆者の実家）
（2011年7月）

火山として認定し，観測を行っています。

　火山噴火・火砕流による傷病としては，高速で飛来する火山岩塊が当たったり，体が飛ばされて他の物に衝突したりすることによる機械的外傷，高熱のガス，火山灰の吸入による気道熱傷を伴う広範囲熱傷，火山ガスによる窒息などがあります。

人為災害

　人為災害である大型交通事故は，主に航空機，列車，船舶などによるものがあります。それぞれ多数の旅客を一度に移動させる手段であり，ひとたび事故が起こると，一度に多数の旅客の命を奪う凶器にもなります。

〈列車運転事故〉

　衝突や脱線などによるもので，主な傷害は，衝突と共に前方に飛ばされて硬い車体などに体を打ちつけるなど，急激なエネルギー変化が生身の体に加わって，頭部，胸部，腹部を損傷する多発外傷となります。閉じ込め事故となった場合はクラッシュシンドロームとなっていることが予測されるため，救出前から十分な輸液などの対応が必要とされます。

〈航空機事故〉

　航空機事故も列車事故と同様，ひとたび事故が発生すると一度に多くの人の命が失われます。傷病の特徴として，多骨骨折ならびに熱傷によるものが多く見られます。

特殊災害（産業事故／NBCテロ）

　工場の爆発や化学薬品の流出，原子力発電所の事故など人の過失により起こるものは産業事故と言えますが，これが特定の目的を達成しようとする組織的暴力行為で，故意に爆発を起こしたり，化学兵器を散布したりするようなものは，テロリズム（NBC）となります。

〈爆発事故〉

　爆発は，特殊な燃料が急激に燃焼することで起こります。爆風による直接的な被害には，管腔臓器（肺，鼓膜，腸管）が特異的に損傷を受けるという特徴があります。その後，爆風と共に高速で飛来する塵や破片などの投射物が体に当たることで起こる損傷，さらに爆風で転倒や地面に打ち付けられる鈍的外傷など，被害者は複合的に被害を受け，重篤な外傷を負うことになります。燃焼を伴うため，広範囲の熱傷も来します。

〈化学薬品の流失〉

　直接的な化学薬品の流出による直接接触の傷害，流出した化学薬品の化学反応による有毒ガスの発生による経口摂取，呼吸で吸入することによる傷害があります。

　経口摂取，または接触した場合，咳，胸部疾患，呼吸困難，喘息などの症状が現れ，あるいは眼，鼻，喉，皮膚に損傷を受けます。また，高濃度にさらされた場合，数時間後に肺水腫，肺気腫，肺出血，気管支炎などが起こる可能性があり，死に至る場合もあります。

〈放射線被ばく事故〉

　放射線事故には，次のような特徴があります。

・**放射線物質が飛散し，体表面や体内に入り込んだりすることで被ばく障害を起こす。**

・**目に見えずにおいもなく，五感でとらえることができない。**

・**放射線事故現場で被災した作業員に重傷者が多く，周辺住民が緊急入院を要するほどの障害を受けることはほとんどない。**

　ただし，広範囲に放射性物質が拡散した場合は，土壌汚染，海洋汚染が起こり，長期に健康に影響を及ぼす場合があります。

　放射線は体の組織を通過し，細胞の構造変化を起こします。被ばく線の感受性が高い組織には，骨髄，血液細胞，腸管，皮膚，神経，心血管系があります。

　骨髄，血液細胞が障害されると，赤血球，免疫，止血機能の低下を来し，全身倦怠感，疲労，嘔気，その後血小板障害により易出血状態になります。また，白血球の破壊により易感染状態となってきます。骨髄，血液細胞の初期症状は4〜36時間で出現します。

　腸管の障害により，嘔気，嘔吐，食欲低下，下痢などの消化器症状が出現します。その後，腸管出血や穿孔が起こります。骨髄や血液細胞の症状より早く出現します。消化管の障害は一次放射線として致死量を浴びたことを意味します。

　皮膚は，放射線に弱い組織です。消化器症状が出現するような放射線被ばくをすると皮膚細胞の障害が起こり，発赤し紅斑を形成します。

　神経・心血管系については，多量の急性放射線被ばくにより，混乱や意識消失などの精神症状，心血管系の細胞レベルでの崩壊が急激に発症します。このような症状が生じるほどの放射線量は致死量を意味し，救命困難と言われています。熱傷や爆風傷を合併している場合はなおのことです。

災害サイクル

　大災害は突然発生し，瞬時に衝撃的な状況になります。直後から救出活動と災害医療がスタートし，時間の経過と共に状況が刻々と変わってきます（図1）。災害発生直後から医療・看護ニーズは変化し，中長期にわたり，その時その時の救援活動が必要になってきます。

　発災直後の超急性期から急性期，亜急性期，慢性期，復旧・復興期を経て静穏期になっていきます。最近は，予想される災害の情報が多くなってきました。災害サイクルを考える時は，発災直後からのサイクルではなく，静穏期や何も起こっていない時に，自分たちの地域で予想されている災害の情報を基に，備えをしておくことが重要です。静穏期や準備期における備えがどうかによって，災害が起こった後の乗り切る力が試されることになります。

▶静穏期・準備期 （災害発生前）

　災害において，防止できる人為災害などはそのための対策がもちろん必要ですが，自然災害は防止できない災害です。そのため，災害が起こってもできるだけ被害を少なくする「減災」のための対策と，「災害時対応」として実際に災害が起こった場合にどう対応するかの準備をすることが必要となります。この静穏期にいかに対策を立て，備えられるかが，災害発生時の対応に大きく影響を与える鍵となります。

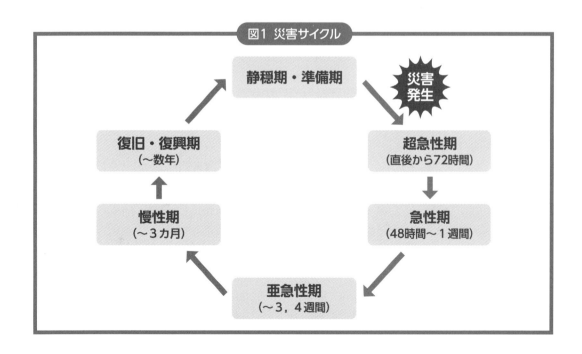

図1 災害サイクル

〈看護活動と対策整備のポイント〉

- 防災・減災体制の整備　　・災害看護教育・訓練
- 地域への啓発活動　　　　・防災ネットワークづくり

▶超急性期（直後から72時間）

災害発生初期は混乱期にあり，生命を守ることを最優先に対応しなければならない時期です。

〈看護活動と対策整備のポイント〉

- 人命救助，救出，応急処置　　・初動体制の確立
- 入院患者および職員の安全確保　・現場のCSCA・TTTの確立

▶急性期（48時間～1週間）

発災後約1週間の混乱した時期を言います。早急に対策本部を立ち上げて初動体制を確立して機能させなければならない時期で，安全に活動するためにCSCA・TTT[*1]の概念が重要になります。CSCA・TTTについては，第4章で詳しく解説します。

〈看護活動と対策整備のポイント〉

- 救助活動と救命救急看護　　・病院の環境整備，救護所の看護
- 遺体の処置，心のケア　　　・緊急避難生活の支援

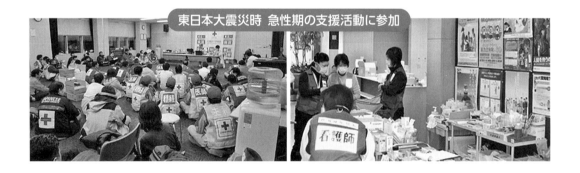

東日本大震災時　急性期の支援活動に参加

----

*1　CSCA・TTTとは，被災した医療現場で効率的な医療活動を行うための基本原則で，災害発生後にとるべき7つの行動「Command & Control（指揮・命令・統制）」「Safety（安全）」「Communication（情報・伝達・連携・通信）」「Assessment（評価・判断）」「Triage（トリアージ）」「Treatment（治療）」「Transportation（搬送技術）」の頭文字をとったものです。

▶亜急性期 (～3，4週間)

　発災直後から約3週間の期間を言います。大混乱はある程度収束し，被災状況が明らかになってきます。救助された命の治療の継続，二次的な健康被害への対応，生活環境の改善，心のケアなどの対応が重要になってくる時期です。多職種と連携し，支援活動を広げていくことが必要になってきます。

〈看護活動と対策整備のポイント〉
- 病院の集中看護，慢性期看護の継続
- 巡回診療，保健指導
- 多職種との連携
- 救護所看護の継続
- 避難所の環境整備と感染予防

▶慢性期 (～3カ月)

　被災者の今後に向けての物質面と精神面での支援が必要とされ，できるだけ安全で安心して落ち着いた生活ができる環境づくりの支援が重要な時期です。

〈看護活動と対策整備のポイント〉
- 自立支援
- 心のケアの継続
- 避難所や仮設住宅での支援活動

▶復旧・復興期 (～数年)

　災害後3年が経過すると，見かけ上の社会活動は災害前と同様な水準で機能し，報道での関連ニュースが少なくなって人々の関心も薄れてきます。しかし，被災地が負ったダメージは深く残っています。それらを乗り越えて，災害前の社会からさらに住民が希望を持てる社会をつくり上げていく時期です。

〈看護活動と対策整備のポイント〉
- 仮設住宅，独居被災者の支援活動
- 長期的な心のケア
- 健康生活支援

災害時要援護者への対応

災害時要援護者とは，災害発生時に必要な情報を迅速にかつ的確に把握することが困難で，災害から自らの身を守るために安全な場所に避難すること，および災害時の一連の行動に支援を要する人のことを指します。具体的には次のとおりです。

▶高齢者

加齢に伴い生理機能が低下しているため，心身ともにダメージを受けやすくなります。また，人生経験から我慢強く，何かあっても訴えないことが多くなり，手遅れになることも多くなります。個人差も大きいため，個別の対応が求められます。

高齢者世帯，独居生活者などにおいては，地域の自治組織と連携して，災害時に支援ができる体制をつくっておくことが必要です。

▶障害者

障害者の中で災害時要援護者は，身体障害（1・2級）および知的障害（療育手帳A等）の者を対象としている場合が多いです。視覚障害者や聴覚障害者への対応は普段からのコミュニケーションが必要であり，家族内や地域の中でのネットワークづくりが必要です。

また現在では，内科疾患を持つ障害者も多く含まれており，外見から分かる障害だけでなく，慢性疾患も含めてケアすることが求められています。

▶外国人

外国人が多く居住している地域も増えており，災害時の備えとして，災害が起こったらどこに避難するか，けがの時にはどうするかなど，外国人（旅行者も含め）が行動できるような準備が宿泊施設や地域自治体に必要とされています。

医療施設などでは，外国人が受診した時の対応基準（コミニュケーションがとれる）の準備が必要です。

▶乳幼児

年齢が低いほど養護が必要です。ミルク・幼児食などの備えはもちろん，緊急時は生命に直結するリスクが大きくなるため，乳幼児が生活する施設や居住している地域

の自治組織などでは，災害時対応の備えとして，物資だけではなく，相談するネットワークの構築も必要となってきます。

▶妊婦

妊娠中の女性や乳幼児を抱えた女性の支援対策を考えておかなければなりません。妊娠初期（妊娠15週まで），妊娠中期（妊娠16〜27週），妊娠後期（妊娠28週〜），分娩・産褥期など，妊娠中や出産間近の状態によっても精神的支援内容が違ってくるため，「母性看護と災害の分野」でさらに詳しく学び，備る必要があります。

災害時要援護者への対応については，インターネットでさまざまな資料を見ることができます。その一部を紹介します（**資料1**）。

資料1　災害時要援護者への対応を学ぶ資料

■**佐賀県　災害時要援護者支援マニュアル策定指針**

```
災害時要援護者支援マニュアル
策　　定　　指　　針



平成１７年２月



佐　　　　賀　　　　県
佐賀県災害時要援護者対策検討会議
```

https://www.pref.saga.lg.jp/bousai/kiji003981/index.html

■**奈良県　災害時要援護者支援ガイドライン**（第2版）

```
奈良県災害時要援護者
支援ガイドライン
（第2版）



平成１９年３月
● 奈　良　県
```

http://www.pref.nara.jp/18347.htm

災害時を想定した平常時からの連携 (ネットワーク)

地域ネットワークの重要性

　日頃から地域ネットワークを構築・連携しておくと，いざ災害が起こった際，救急救命において有効な役割を担うことができます。ネットワークがうまく構築されていれば，災害時の支援にあたって，人や物が不足している時でも，不足分について支援を求めることができます。地域のネットワーク，職種のネットワークがどれだけ充実しているかによって，防災，減災の程度にも差が出てくると言っても過言ではありません。

　ネットワークづくりとは，組織的基盤を確立することであり，ネットワークが機能するための精神的基盤であるパートナーシップの構築が重要になります。組織づくりの段階から，顔の見える，話のできる関係をつくり上げていくことが求められます。このことが災害時の混乱時における早期の問題解決を可能にする要因にもなるのです。

〔日頃からの関係づくりが小さな命を…〕

　発災3日目，病院の対策本部に市の災害対策副本部長から急ぎの電話。名指しされて受話器を握ると，「"特殊なミルク"しか飲めない乳児の母親が，ミルクがなくて困っている。何とか探してほしい」とのこと。

　とっさに某メディカル会社の支店長Sさんが頭に浮かび，すぐ電話する。ほどなくして，「ミルクが見つかったので市の本部に送ります」と返事が来た。

　実は，市の災害対策副本部長とはさまざまなイベントなどの機会にご苦労さん会などを通じて懇意にさせてもらっており，某メディカル会社の支店長Sさんは"患者満足度調査"を実施する際に貴重な助言をいただいていた。

医療・福祉関連機関の連携

　同じ系列施設や地域連携医療機関，専門職能団体など，医療福祉関連との日頃からの連携です。災害により病院や施設の機能が維持できなくなった時に入院患者の避難による転院，救急患者の輸送，またはマンパワーの支援などを依頼する場合，普段からの連携，顔の見える関係が非常に有効になります。

地域内の各機関との連携

企業との連携

　企業と連携することによって，災害時に「場の提供」「物資の提供」「人の提供」な

ど，被災地でのさまざまな支援体制が整えられる場合が多く見られます。

　被災で困っている時に，普段から企業との関係をつくっておくことで，いち早く必要なものを届けてもらうことができるようになります。筆者も，普段の研修会を通して連携ができていた企業から多くの支援を受けた経験をしています。

行政・自治組織との連携

　行政・自治組織との連携も被災時には重要です。地域の災害時の混乱を防止するためにも「自治会・町内会の防災会議」「市民防災会議」「自主防災会議」などへの参加を通して，地域組織との連携を密にしておきましょう。

　被災地では，思いもしない盗難事件が発生したり，混乱時には警察，消防署，町内会などと連携しなければ解決できないことが生じたりします。看護医療の周辺で生じるさまざまな問題を早期に解決するために大切な連携と言えるでしょう。

▶人と人の連携から組織的な連携につなげる

　ネットワークは普段の社会生活全般の中で構築されるものであり，災害時には多くの情報が得られる情報源ともなります。災害時に情報を得られるようにするためには，日頃から個人的なつながり，ボランティアの力，NPO法人の活動など，信頼できる人たちとの関係づくりをしておくことが大切です（図2）。筆者は，新潟県中越地

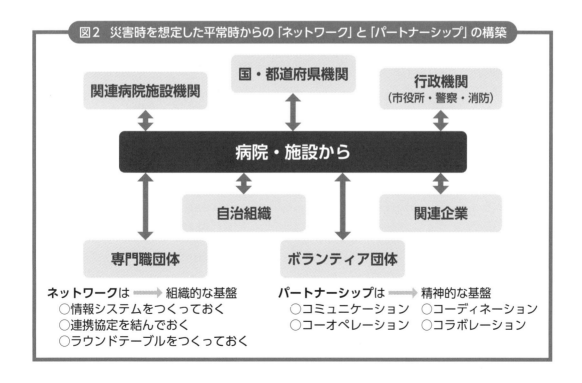

図2　災害時を想定した平常時からの「ネットワーク」と「パートナーシップ」の構築

震での全患者避難に際して，日頃からのつながりが災害時に大きな支援に広がっていったことを体験しています。

被災地における災害時の看護活動

▶初動時（超急性期・急性期）における看護活動【発災直後～72時間】

この時期における看護活動は，負傷者の救助や危険地域から安全な場所への移動を第一に考える必要があります。

災害現場の看護活動～災害医療の3T（triage・treatment・transportation）

災害現場の医療活動は3T（トリアージ・応急処置・後方搬送）を円滑に進めることが救命のカギになります。

被災病院の看護活動～災害対応の基本「CSCA・TTT」を基本にした組織活動

CSCA・TTTを基本にして，次のような活動を行います。

・入院患者や外来患者の安否確認や安全確保
・多数の傷病者の受け入れと重傷病者の集中医療・看護の提供
・診療機能の復旧
・遺体の処置，遺族の心のケア
・多職種・各専門職と救護ボランティアとの協働
・入院患者の日常生活の復旧

応急救護所・避難所の看護活動

応急救護所や避難所などでは，応急処置や異常の早期発見，初期の緊急避難生活支援，多職種・各専門職と救護ボランティアとの協働などが求められます。

▶急性期・亜急性期における看護活動【72時間～2・3週間】

この時期における看護活動は，重傷者の集中治療・集中看護を継続し，避難生活者には感染予防の観点から環境整備を行ったり，心のケアに取り組んだりすることなどが重要になります。

被災病院の看護活動

病院では，多数の傷病者の受け入れと集中治療を受ける重傷者への援助や診療機能の復旧，入院患者の日常生活の復旧，通常業務の調整，日常生活の支援や心のケア，多職種・各専門職と救護ボランティアとの協働などの活動が求められます。

避難所における看護活動

　避難所における被災者の健康状態や生活環境の把握と支援，被災者の個々のニーズに合った保健指導，感染対策，心のケア，被災者の状態に応じて医療機関・行政・ボランティアなど多職種と連携した支援，慢性疾患のある被災者の把握と急性増悪の予防，多職種・各専門職と救護ボランティアとの協働などの活動が求められます。

▶慢性期・復旧・復興期における看護活動【数カ月〜数年】

　被災者が災害から復興していくための支援は，物質面からの支援だけでなく，心のケアなど精神面での支援も長期的に継続していくことが重要です。被災者が復興への自立性を損なうことのないように，住民自身の生活力を高めるような配慮も必要です。

被災病院の看護活動

　災害前の医療機能の回復，入院患者の日常生活の復旧，通常業務の調整，日常生活の支援や心のケアなどの活動が求められます。

避難所・仮設住宅における看護活動

　避難所や仮設住宅における看護実践の目的の理解，日常生活の支援や心のケア，災害時要援護者の把握と継続的な支援，地域の中でその人らしく生きることができるような継続的な支援が求められます。

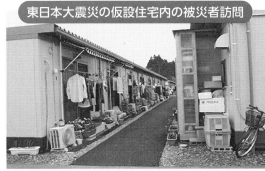

東日本大震災の仮設住宅内の被災者訪問

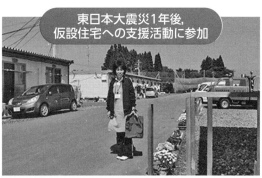

東日本大震災1年後，仮設住宅への支援活動に参加

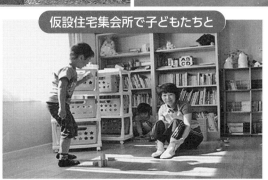

仮設住宅集会所で子どもたちと

▶静穏期における看護活動【災害体験後，または平常時】

　どのような災害を体験した場合でも，必ず「その時できたこと・できなかったこと」を明確にして，施設として，看護者としての評価を実施し，災害時対応のマニュアルや教育，訓練などにそれを活かしていく活動を継続することが大切です。

　筆者は，大規模災害を経験し，上記の評価の実施とそれを活かした実践をすると共に，静穏期における「備え」（表4）がいかに重要か，また備えによって防災・減災が可能になることを，身をもって実感しています。

被災者の心理・援助者の心理の理解と援助

　いずれの災害も，被災した人々に大きな衝撃を与えます（図3）。命の危機にさらされたり，生活の基盤である地域や住居などの被害を受けたりすることによって，身

表4　静穏期にしておくべきこと

・災害看護教育の実施　　・所属する施設の災害時対応などのマニュアルの点検・整備
・所属する施設の防災訓練の企画と運営　　・看護支援のネットワークづくりと確認
・災害対策委員会などの組織的な取り組み

図3　人の心の安定基盤とは

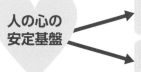

安全感…自分や家族が危険にさらされることなく衣食住が保証されているという感覚

安心感…他者と情緒的なつながりや何かあったら助けてくれる人がいるという感覚

災害では，これらの「安全感」「安心感」が崩れるような出来事に遭遇することによって，ストレスやトラウマが引き起こされる。誰にでも心身にさまざまな変調が表れるが，時間の経過で消失していく。長く続いたり反応が強くなったりするなどの個人差がある。

身体的反応…心拍数の増加・血圧上昇・発汗・震え・食欲不振
　　　　　　頭痛・腰痛・睡眠障害・便秘など

精神的反応…集中力低下・記憶力低下・判断能力の低下・怒り
　　　　　　悲しみ・恐怖感・無力感・人間関係のトラブルなど

体的・精神的に受けるダメージは大きく，その後の被災者の人生にも大きな影響を残すことが多いと言えます。災害直後から長期にわたって，身体的・精神的ストレス反応が見られることを理解し，被災者にかかわっていかなければなりません。

　また，災害時の支援活動は，援助者にとっても被災者同様に大きなストレスとなります。したがって，援助者の心理状態も理解しておく必要があります。災害時に見られる反応の多くは，ストレスからくる当たり前の反応であるということを理解しておきましょう。

▶被災者のストレス（表5，6）

　災害による喪失感を伴う直接的被害であり，自分や家族，親戚，知人など，人に対する生命や身体の直接的危機によるストレス，また住居や財産など大切なものを失うストレスなどは「危機的ストレス」と言われます。

　何とか一命をとりとめた後に，被災者は避難生活を強いられ，衣食住やライフラインの不便さに耐える生活をしていかなければならない「避難ストレス」にさらされます。

　災害から時間が経過すると，外部から支援が来て何とか生活もできるようになりますが，被害の程度により個人差が見られ，災害の後始末と生活の再建など，思うように復旧が進まない「生活再建ストレス」も被災者が経験するストレスとなります。

　表5，6にあるストレス反応はすべて正常ですが，被災者すべてに反応が表れるわけではありません。しかし，いずれかの反応を多くの被災者が経験します。

　これらのストレス反応の多くは，時間が経過すると軽減しますが，逆に深まっていく場合もあり，特に「トラウマ的ストレス反応」[*2]として知られている反応が1カ月以上経っても継続する場合には，精神科医や心理学専門家からの援助が必要です（表7）。

　これらの状態が1カ月以内に自然に，あるいは適切な対処により治癒するものを急性ストレス障害（ASD）と言います。1カ月以上続く場合には心的外傷後ストレス障害（PTSD）を考慮する必要があります。

---

*2　トラウマ的ストレス反応とは，緊張感が持続し，不眠や怒りの爆発が生じる，集中ができなくなり，悪夢やフラッシュバック，何かをきっかけに強い苦痛体験を思い出してしまう，トラウマにかかわる人物や事物を避けたり，思い出すこともできなくなったりする，周囲や将来に関心がなくなり，感情が萎縮するなどの状態。

表5　被災者のストレス

ストレス分類	ストレッサー	
危機的ストレス	・生命の危機にさらされる ・大事な人を亡くす ・思い出の物を失う ・助けられなかった無念，生き残った罪悪感	・自分や家族がけがをする ・家を失う ・大事な人の危機に遭遇する
避難ストレス	・食料・水・生活物資の不足 ・集団生活，知らない人と過ごす ・病気やけがの人がそばにいる	・トイレ・入浴の困難 ・プライバシーの欠如
生活再建ストレス	・孤立感，取り残され感 ・再建に向けたさまざまな手続き	・不公平感　・終わりのなさ ・新しい環境に慣れる

酒井明子，菊池志津子編：災害看護―看護の専門知識を統合して実践につなげる 第1版，P.100，南江堂，2008.

表6　時間経過とストレス反応

反応／時間	超急性期・急性期 発災直後から7日間	亜急性期 7日間〜1カ月	慢性期（復旧復興期） 1〜6カ月
身体	・心拍数の増加 ・呼吸が速くなる ・血圧の上昇 ・発汗や震え，めまい ・不眠，食欲不振	・頭痛 ・腰痛 ・疲労の蓄積 ・悪夢，睡眠障害 ・風邪，便秘	・反応期と同じだが徐々に強度が減ってくる
思考	・合理的思考の困難さ，思考狭窄 ・集中力の低下 ・記憶力の低下 ・判断能力の低下	・自分の置かれたつらい状況が分かってくる ・何がいけなかったかと自分を責める考え	・徐々に自立的な考えができるようになってくる
感情	・茫然自失 ・恐怖感 ・不安感 ・悲しみ ・怒り	・悲しみとつらさ ・恐怖がしばしばよみがえる ・抑うつ感，喪失感 ・罪悪感 ・気分の高揚	・悲しみ ・淋しさ ・不安
行動	・いらいら ・落ち着きがない ・硬直化 ・非難がましさ ・コミュニケーション能力低下	・被災現場に戻ることへの恐れ ・アルコール・たばこの摂取量の増加 ・過度に世話を焼く	・被災現場に近づくことを避ける
主な特徴	・逃走・逃走反応	・抑えていた感情がわき出してくる	・日常生活や将来について考えられるようになるが，災害の記憶がよみがえり，つらい思いをする

槙島敏治，前田潤編著：災害時のこころのケア，P.10，日本赤十字社，2004.より引用，一部改変

災害サイクル	表7　被災者への精神的援助
	援助の方法
超急性期・急性期 (直後〜7日)	重症・軽症者問わずに迅速な処置と対応，優しい言葉がけ，親切で親身な態度が周囲に求められ，そのことが大きな支援になる。 大きな災害の後に普通でいられなくなるのは正常な反応であることを伝え，この時期に起こるストレス反応の多くは自然に回復するということを知らせる心理教育が有効である。
亜急性期 (7日〜1カ月)	この時期は多くの援助者が被災地に集まり，避難所などでも生活物資が整い，不安定でもそれなりに秩序だった生活となっていく時期である。また，被害の程度が徐々に明らかになってくると被害の個別性が見えてくる。溜まっていた疲労が実感され，身体的症状も出現してくる。身体的症状のみでなく，被災者が語ることに耳を傾け，親身な態度で接することが大切である。被災者の片付けなどには声をかけ，被災者の活動に即した支援方法などを工夫することも重要となる。
慢性期初期 (復旧，復興期) (1〜6カ月)	多くの被災者は自宅に戻り，日常生活を営むようになる時期である。避難所は人が少なくなるが，長期避難生活を強いられ，将来への不安を抱いている被災者もいる。援助者には親切で親身な態度が求められるのはもちろん，被災者の体験談を聞くと共に，今までの過ごしてきたことを肯定的に尊重する態度を示すことが被災者を支えることにつながる。また，無理に聞かない姿勢も大切である。
慢性期 (復旧，復興期) (6カ月〜)	被災地は復興に向けて動き出し，社会も関心が薄れていく時期である。被災地の通常の機能は多くは回復するが，現在の患者の状態と被害の関連を意識した言葉がけをすることも大切である。

〈被災者への心のケアのポイント〉

・心理的な安定を支える（生活の支援・健康問題への支援）

・積極的な傾聴（自分を気にかけ，理解してくれる人がいるという安心感）

・トラウマなどの反応は回復することを伝える

・安心できる身近な人に体験や気持ちを話すことを勧める

・家族や周囲の人と協力し互いに助け合うことが安心感につながり心の回復になる

・抑うつ状態が強くなったなど，精神的な症状があるようなら専門的援助につなげる

・高齢者は自分から積極的に話さない傾向があるため意識して声をかける，言動を気にかける

・高齢者は加齢に伴う心身の機能面や社会面で喪失感を抱えていることがあり，他者の援助を必要とする

・急激な環境変化による慢性疾患の悪化やせん妄，認知症状態の悪化を予防する

▶援助者のストレスと心理過程

　災害時の援助者は，被災者と同様に大きなストレスを経験します。被災地の情報がほとんどないまま現地に向かうこと，現場で悲惨な情景を目の当たりにすること，援助活動の義務感や使命感から休みを取ることなく活動を続けることなどは大きなストレスとなります（**表8**）。

　なお，援助者が援助活動を行う時，援助者が置かれた立場によって，経験する心理状態は異なってきます。

自らも被災し，職務命令を受けて赴く立場

　家族や自宅が被害を受けた時，家族などの安否が分からないなど個人の事情と責務との間で大きなジレンマが生じます。一方，地元住民に対して職務を通じて役に立てるという喜びも体験することがあります。

自らも被災し，自発的な支援者として赴く立場

　援助活動がボランティアであるという場合は，同じ被災体験を持っていることから，強い共感を持って被災者に接することができます。しかし，区切りを自分でつけられず，終わりが見えない作業に支援疲れや無力感，戸惑いを経験することもあります。

被災せず，外部からの自発的な支援として赴く立場

　外部からボランティアとして援助活動を行う場合は，高い動機づけを持ち，意欲的に励む人が多いです。被害の大きさに心を痛めながらも，被災者からの感謝の言葉に

ストレス分類	ストレッサー
累計的ストレス	精一杯活動しても終わりが見えず，徐々に無気力感や自己効力感の低下を来す。また，被災者の悲しみに触れたり，怒りを向けられたりすることも大きなストレスの要因となる。援助活動が職務である場合には，常に冷静さを保たなければならず，任務から逃れることもできずにストレスが蓄積してくる。
危機的ストレス（トラウマ的）	同僚や近親者の死，自分自身の負傷や恐怖体験，悲惨な現場を目撃したり，大きな苦悩や苦痛に接したりする。トリアージなど生死を左右する判断を行う重責を担うことなどの強いストレッサーは援助者に大きな影響を与える。
基礎的ストレス（生活）	援助活動は，援助者の普段の生活の場と異なった環境で行われる。睡眠，食事，トイレなど必要な生活条件が十分確保されていない中で活動することは大きなストレス要因となる。また，援助者同士の人間関係がうまくいっていないことなどから生じるストレスもある。

表8　援助者のストレス

意欲を新たにすることもあれば，思ったほどの手ごたえを得られず，時には被災者の怒りに接して落胆し，傷心する経験をすることもあります。

被災せず，外部からの支援であり，職務命令を受けて赴く立場

外部から職務や命令で行く場合は，職場を不在にする心苦しさや援助活動に不安を覚えたりもします。被災地では，不眠不休で援助活動を行うほどの使命感がわき上がる一方で，思いのほか救護の必要性を感じられず，空振り感と落胆を経験することもあります。

援助者のストレス反応

援助者におけるストレス反応は，被災者とほぼ同じと言われています。しかし，援助者が示す特有なストレス反応として，**表9**のようなものがあります。

援助者のストレス軽減法

ストレスを処理するための工夫や方法を知っておくことは，援助者にとって大切なことです。ストレス処理は自分で行えるものと，他者からの支援が必要なものがあり，また，援助活動前か，活動中か，活動後かによってストレス対処法が異なります（**表10**）。

表9　援助者が示す特有なストレス反応	
ストレス反応	
「私にしかできない」状態	援助活動を休みなく続け，「私にしかできない」と思い込み，他の人に仕事を任せることができなくなる状態。この状態が続くと燃え尽きてしまうことになる。
燃え尽き症候群（バーンアウト）	高いストレス下で能力や適応力を使い果たした後に陥る極度の疲弊状態で，酒におぼれたりすることもある。また，同僚や被災者につらく当たるようになったり，冷笑的になったりもする。
被災者離れ困難症	援助活動は強いストレスを伴うが，被災者から感謝されるなど，自らの援助活動に大きな充実感を味わえることがある。徐々に，援助や援助者を必要としなくなると，自分が拒否されているように感じたり，自分がいらない存在であるかのような気持ちを味わったりすることがある。これは援助者としてのストレス反応であることを理解することが大切である。
元に戻れない状態	自分の援助活動が終わっても，被災者や仲間を残して帰るという気持ちから，活動が終わった気持ちにはなれずに，日常生活に戻っても居場所を失ったような疎外感を感じることがある。また，自分の体験が適切に評価されていないという失望や怒り，いら立ちを経験することがあり，これらもストレス反応の表れである。熱心に救助活動にあたり，他の人に比べ元気で活躍して見えることもあり，本人も気づきにくいストレスの反応とも言える。

表10 援助者自身の活動期のストレス軽減法	
活動期	**軽減法**
援助活動前	• 役割の明確化 　→援助するべき役割を限定したり，明確にしたりして，活動に備える。 • 無事に帰ってくることが一番重要なことだと自分に言い聞かせる 　→過度な期待や義務を果たすことは，ストレスを高めたり，冷静な判断ができなくなったりするなど，自分や周囲を危険にさらすことにつながることもある。特にリーダーや責任者はこのことを心に留めておくことが必要。
援助活動中 ストレスへの抵抗力は高いが，後で疲労や影響を残すことにもなる	• 少しでも休憩を取り，笑ったり泣いたりする機会をつくる 　→被災地の深刻な状況と援助の忙しさから，我を忘れ自分らしさを失いがちになる。適当な機会や場所を見つけ，食事を楽しんだり，仲間と冗談を言ったりする。また，悲惨な状況を見たりした後は，思いを語り涙を流すことなども大事なストレス緩和法である。特にリーダーはこれを心掛けること。 • 自分にも他人にも寛容になる 　→忙しい活動で口調が荒くなったり，機敏さや迅速さを追い求めがちになったりするなど，終わりの見えない作業などでは，感情を高ぶらせることがないように努めることが大切である。
援助活動後 援助活動が終わっても，元の生活や自分にすぐ戻れるわけではない。いろいろな体験が影響していることもあり，落ち着いてからやっと振り返ることができるようになる。また，たまった仕事や留守の間に負担をかけた人への気遣いをしなければならない現実もある。援助活動後は，心情と現実とのずれがストレスの原因になることもある	• 体験をまとめる 　→情景を思い出されるままに書きとめ，その時の心情や考えなどから得られたことをまとめておく。そして報告会や発表の場に参加するようにする。 • 体験を語る 　→安心できる場所や信頼できる人がいる場所で，体験をありのままに情感を伴って語ることなどは，ストレスの大きな軽減につながることがよく知られている。 • 留守を守ってくれた人の話を聞く 　→活動から帰ると，援助活動時の体験などに気持ちが奪われがちだが，援助者が不在中であった家族や同僚，職場は普段と異なった体験をしたことになる。したがって，不在時の様子に耳を傾けることは，援助者にとって周囲の人たちとのつながりを回復するプロセスにもなる。

　援助活動中は，被災者の大変さに目を奪われ，援助者自身のストレスを自覚しにくいものです。援助者が被災地でよい活動をし，次の機会につなげるためにも，援助者自身がストレスの軽減策を講ずる必要があります。被災者同様に援助者も人間であり，支援が必要であることを忘れてはいけません。

看護師への心の支援

　災害発生時に看護師が置かれている状況は多様である。

- 地震発生時に勤務をしていた人
- 地震発生直後にすぐ駆けつけた人
- 駆けつけられなかった人
- 家族が亡くなったり，負傷したりした人
- 育休・有給等休暇中の人
- 被害の状況が分からず自宅にいた人
- 全壊した自宅から駆けつけた人

　いずれにせよ，災害発生直後に看護師が置かれている状況は想像を超える過酷なものと言えよう。すべてに優先して駆けつけることができた人も，さまざまな事情で駆けつけられなかった人も，恐怖の中で焦りと苦悩の時間が経過することになる。したがって，被災地での看護者の心の支援は，医療活動を継続する上で最も欠かすことのできない要素となる。

　震災はさまざまな被害を同時に引き起こす。家屋の倒壊と人的被害，道路の寸断および交通機関の断絶などに一挙に見舞われる。さまざまな状況下に置かれた看護者は，百人百様の精神状態で医療活動に立ち向かうことになる。勤務中に遭遇した看護者は，あまりの恐怖からくる逃げたい気持ちと，使命感，責任感の間で押しつぶされそうになる。そして，患者の安全確保に奔走する。また，自宅にいて近所の人と力を合わせて全壊家屋から人を救出し，その後駆けつける人たちもいる。院内で「死んでもいいと思った」など，死を覚悟するほどの恐怖のどん底で無我夢中で活動しながら，一方では「自分の家はどうなっているのか。家族が無事かどうかなど全く分からない」という状況を余儀なくされる。したがって，看護者一人ひとりの置かれている状況に共感し，苦悩を共有することが何より大切である。

　中には，数カ月間も恐怖やその時の対処について涙ながらに共感と評価を求めてくる看護師もいる。その都度耳を傾け共感し，「当日は本当に大変だったでしょう。よく無事に患者さんを避難誘導できましたね」「そんな状態で，すぐ病院に駆けつけられず，さぞつらかったでしょうね」といったような言葉かけを繰り返しながら支えていくことが求められる。

また，組織的には主に次のような支援が必要となる。

- 自宅などが被災した看護職員には，衣食住を確保し，情報の収集・提供に努めること
- 仮眠や休養が取れる空間や人的配置などの組織体制を早く構築すること
- 一人ひとりの被災状況や道路状況などに即し，きめ細かな勤務体制をつくること
- 夜間の勤務時などに発生する余震に対する不安を軽減する対策などを講ずること
- 将来の生活設計の見通しが立たずに混乱する職員に対し，親身に相談に乗ること

挙げればきりがない。大事なことは，一人ひとりの置かれている状況と感じ方がみんな違うことを念頭に置き，あくまでも相手の立場に立って共感的に接し，それぞれに即して温かい心で対することが大事である。そのことが精神不安と過酷な状況の下で長期にわたる看護活動を可能にするのではないだろうか。

引用・参考文献

1）厚生労働省医政局：看護師等養成所の運営に関する指導ガイドラインについて，医政発0331第21号，平成27年3月31日.
2）酒井明子編：災害看護 第5版 ナーシンググラフィカ 看護の統合と実践③，P.21，メディカ出版，2022.
3）酒井明子，菊池志津子編：災害看護—看護の専門知識を統合して実践につなげる 第1版，P.100，南江堂，2008.
4）槙島敏治，前田潤編著：災害時のこころのケア，P.10，日本赤十字社，2004.
5）内閣府ホームページ：特集東日本大震災
　http://www.bousai.go.jp/kohou/kouhoubousai/h23/63/special_01.html（2021年11月閲覧）
6）酒井明子，菊池志津子編：災害看護—看護の専門知識を統合して実践につなげる 第1版，南江堂，2008.

第3章

災害対策委員会の役割と機能

災害に関する制度

　我が国は世界的に見ても自然災害が多い国であり，災害に対応する多くの法律が制定されています。その基本となる法律が「災害対策基本法」であり，国の責務，都道府県の責務，市町村の責務，指定公共機関および指定地方公共機関の責務，住民等の責務などが明確になっています。また，指定公共機関および指定地方公共機関は「防災業務計画」を作成し，実施する責務があるとうたわれています。

　1995年に発生した阪神・淡路大震災において，厚生省は「震災時における医療対策に関する緊急提言」[1]（1995年5月）を発表し，その中で「病院レベルの災害時対応マニュアル」「自主点検および訓練のためのガイドライン」の作成が必要であると示されました。「病院防災マニュアル作成ガイドライン」[2]（1995年8月，厚生省）では，災害対策基本法，消防法施行規則などの法令に基づいてマニュアルを作成するよう示されています。また，「病院内災害対策委員会」の設置がうたわれています。

災害対策委員会と組織の機能

　施設内の防災・減災のための組織をつくり，全職員を巻き込み，個々の職員が専門能力，知識を発揮して協働，連携できる組織をつくることが重要となります。情報は一元化され，全体に広く発信されるように，委員会の目的や役割を明確にします。特に職種が多い病院においては，委員会の位置づけを明確にしておくことが委員会を機能させる上で大切です。

　2013年3月に厚生労働省より示された「BCPの考え方に基づいた病院災害対応計画作成の手引き」[3] でも，災害対応のための組織として災害対策委員会の常設とその内容（①委員会規程，②委員会議事録，③予算執行状況）を明確にしておくことを求めています。

当院では，新潟県中越地震を経験する前にも「災害対策委員会」は設置されていましたが，うまく機能しなかった部分があり，その後どのような組織がよいかを検討し，委員会の位置づけや規程・役割を明確にすることから改善していきました。

▶施設内の災害対策における組織～災害対策委員会の組織と機能

災害対策は，現場や各職種が管理部門とつながっていることが重要です。災害対策については，現場側だけでは課題解決できない内容もあるため，組織のつながりや委員会の役割を明確にしておきます（図1）。

▶施設外の災害対策における関連組織

災害対策は，施設内だけで完結するものではなく，施設外との連携も必要になります。ネットワークづくりと並行して，備えとしてこのネットワークを活用し，「災害対策基本法」の国，都道府県，市町村の公的機関からの方針や対策などに基づいた組織的な活動が求められます（図2）。

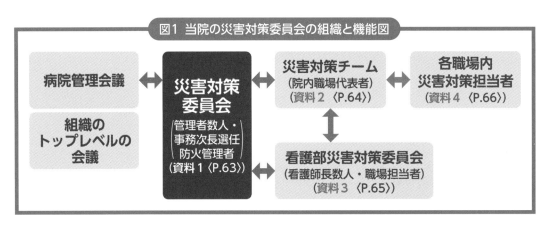

図1 当院の災害対策委員会の組織と機能図

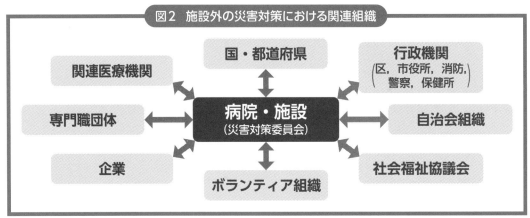

図2 施設外の災害対策における関連組織

また，このネットワークは，直接災害が起こった時の対応に活用し，支援を受けることにもつながるため，平時から連携しておくことがとても重要です。この中で連携する窓口は「病院として」「災害対策委員会として」のものがあります。

災害対策委員会などの委員会組織規程

　災害対策委員会や組織内で災害対策を検討する組織は，その規程を明確にしておかなければなりません。その規程を見て，「何のためにある委員会なのか」「誰が出席しているのか」「どんなことを検討・審議するのか」「いつ開催されるのか」などが誰でも分かるようになっている必要があります。それによって，メンバーの参加意識が高められると共に，災害対策についての課題を持っている人が，問題提起できるようになると考えています。

　災害対策は，管理者が検討しなければならない事項，現場スタッフが検討しなければならない事項，職種によって検討しなければならない事項，外部機関と連携し検討しなければならない事項など，多岐にわたる多様な事柄があります。その内容を管理部門と現場，そして職種が組織横断的に共通理解した災害対策となるように互いに練り合わせながら，災害時に全職員が自分の役割を発揮できるようにしておかなければならないのです。

　施設の規模や委員会組織の特徴は施設によってさまざまですが，規程には次のような項目が必要であり，具体的で，誰にでも分かりやすいものにします。

１．委員会の目的

２．構成メンバー

３．運営について（開催時期，議長，書記，その他）

４．審議，検討事項は何か

５．議事録の作成と保管　　など

　災害看護のセミナー・研修会での参加者の参加動機には，「災害対策委員会のあり方」や「災害対策委員の役割」などを挙げるものが多く見られます（表1）。問題意識を持っているものの，どのように課題を解決していけばよいのか，また委員会メンバーとしての自覚はあるものの，どのように活動すればよいのか，あるいは，組織的な活動に広げることができないなど，委員会の規程があってもその意味を共通理解していなかったり，自ら行動し，委員会としての活動まではいかないなどの様子がうか

表1 災害看護のセミナー・研修会の参加動機の一例
・院内の災害対策の責任者になったので委員会の進め方について具体的に知りたい。 ・災害対策委員になったが，何をすればよいのか？ ・具体的な活動がなかなか見えない。 ・委員会で災害マニュアルを見直したいが進め方を知りたい。 ・看護部の防災担当になったがどのように動けばよいのか？ ・病棟の災害対策チームのリーダーになったが，どのように進めていけばよいか？ ・委員会があるが機能していない。 ・災害対策委員会を立ち上げたい。 ・院内の防災委員だが院内でどう活動を広めていったらよいか？ ・院内職員の防災意識が希薄で，全体にどのように広めていったらよいか？ ・院内の防災対策の見直しを考えているが，どのように進めていったらよいか？ ・マニュアルの整備や訓練などを委員会で計画するにはどのような手順で進めたらよいか？

がわれます。これは，委員会はあるもののなかなか機能していないこと，また，委員の役割が明確になっていないことが多いからだと感じています。

　院内全体の災害対策委員会や看護部の災害対策委員会は，何を目的にしている組織なのか，何を検討するところなのか，管理部や現場と連携しているのか，委員の役割は何なのか，これらの事柄をより具体的に示した「委員会規程」を定め，特に新年度には委員会の規程を委員に説明し，災害対策に関する院内の課題や，改善したいところを互いに出し合う活動・作業が必要です。その後に年度の目標を決め，計画表に基づいて委員会を運営していくことが，病院全体，職種横断的な活動につながっていくものと考えています。

　資料1～4は，当院で被災後に見直し，使用している委員会規程です。それぞれの施設の特徴に合った規程をつくることで，機能し活動につなげることができます。

1　目的

　　地域と連携して災害に強い病院づくりを目指す。自然災害・火災時の患者・家族および職員の安全を確保し，自施設の医療機能を維持するために，病院の災害対策と防災管理体制を整備することを目的とする。

2　委員会の位置づけ

　　安全な医療を提供するために，地域や行政との連携・調整を踏まえて，病院の災害対策と防災管理体制を構築する重要な委員会である。委員会での審議決定事項を実践できるように災害対策チームと連動させる。

3　構成

　　院長，副院長（診療部長兼務），診療技術部長，事務長，看護部長，地域保健福祉事業部長，事務次長，選任防火管理者とする。

4　役割

- 管理責任者（院長）は，災害対策の総括責任者として委員会の運営に責任を持つ。
- 実行責任者（事務長）は，委員会の進捗状況の全体を把握して管理責任者に報告・調整を行い，問題解決に向ける。
- 書記（選任防火責任者）は，会議の議事録，資料録に責任を持つ。
- 委員は，委員会において課題の検討および解決の提言を行う。

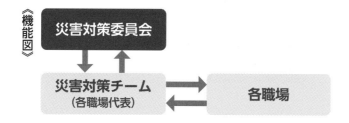

5　任期

役割において継続

6　会議の開催

定例会　　毎月第2月曜日　　16：30 〜 17：15

7　検討事項

　1）病院の災害対策の方針に関すること

　2）病院の災害対策に関する組織体制の整備に関すること

　3）災害に備えた地域および行政との連携・調整に関すること

　4）地震等の大規模災害対策マニュアルの作成，見直しに関すること

　5）消防計画の作成および変更に関すること

　6）火災・地震等の大規模災害に備えた教育，訓練に関すること

1　目的

　災害対策委員会からの方針を受けて，火災の防止および火災・地震等の自然災害発生時に備え，災害時の人的・物的被害を最小限に留めるように，職員全員が実践できる体制づくりを目的とする。

2　構成

　事務長，選任防火管理者，自衛消防隊（各班長１人，工作班長１人，資料搬出班長１人），各職場代表（医師，検査科，薬剤科，リハビリテーション科，栄養科，事務部，臨床工学科，人工透析室，中材・手術室，外来，ふれ愛病棟，5A病棟，5B病棟，６病棟，７病棟，地域保健・福祉事業部）

3　役割

　管理責任者（事務長）は，災害対策委員会が連動して活動ができるようにチームの運営に責任を持つ。

　実行責任者（選任防火管理者）は，委員会の進捗状況の全体を把握して管理責任者に報告・調整を行い問題解決に向ける。また，会議の案内を発行し，議長をする。

　書記は，会議の議事録・資料録に責任を持つ。

　委員は，委員会において課題を検討し，解決のための提言を行う。

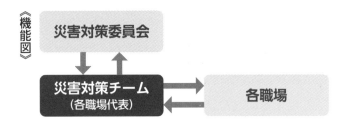

4　任期

　１年間（再任可）

5　会議の開催

　定例会　　偶数月の第４木曜日　　14:30 ～ 15：30

6　検討事項

　1）災害対策委員会からの諮問事項の検討

　2）災害に備えた安全管理体制に，全職員が積極的に関わるような方策

　3）災害対策のための具体的な対策および災害対策委員会への提言

　4）火災の防火対策に関する問題点の解決と改善

　5）火災発生時のマニュアルの作成，見直し

　6）院内の災害発生時におけるマニュアルの周知

　7）火災・地震等の大規模災害に備えた教育，避難訓練の実施

1　目的

　　災害対策委員会や災害対策チームからの方針を受けて，火災の防止および火災・地震等の自然災害発生時に備え，災害時の人的・物的被害を最小限に留めるように，看護部職員全員が実践できる体制づくりを目的とする。

2　構成

　　看護部長，副看護部長，看護師長数人，副師長数人，各職場災害対策担当者

3　役割

　　管理責任者（副看護部長）は，看護部災害対策委員会が連動して活動ができるようにチームの運営に責任を持つ。

　　実行責任者（副師長代表者）は，委員会の進捗状況の全体を把握して管理責任者に報告・調整を行い問題解決に向ける。また，会議の案内を発行し，議長をする。

　　書記は，会議の議事録・資料録に責任を持つ。

　　委員は，委員会において各職場からの課題を持ち寄り検討し，解決のための提言を行うことと，決まったことを職場に周知する。

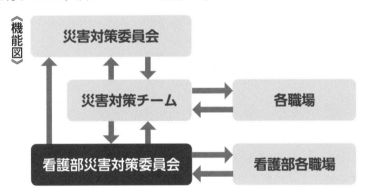

4　任期

　　1年間（再任可）

5　会議の開催

　　定例会　　偶数月の第2金曜日　　14：30〜15：30

6　検討事項

　　1）災害対策委員会や災害対策チームからの諮問事項の検討

　　2）災害に備えた安全管理体制に，看護部全職員が積極的にかかわるような方策

　　3）災害対策のための具体的な対策および災害対策委員会や災害対策チームへの提言

　　4）火災の防火対策に関する問題点の解決と改善

　　5）自然災害時および火災発生時のマニュアルの作成，見直し

　　6）看護部内の避難用具の使用方法やマニュアルの周知

　　7）火災・地震等の大規模災害に備えた看護部内や各職場の教育，避難訓練の企画・実施

1．災害対策委員会や災害対策チームからの方針を受けて，火災の防止および火災・地震など自然災害発生時に備え，災害時の人的・物的被害を最小限にとどめるように，職員全員が実践できる体制づくりに師長と共に取り組む

2．災害対策チームの会議に出席し，委員会での役割を果たすと共に，職場における問題等の提起ができる

3．職場のマニュアルの点検・整備を行う（8月，2月，他随時）

4．火災・地震等大規模災害に備えた教育・訓練の企画，運営，評価を行う

　　1）新入職員，職場異動者にオリエンテーションを行う

　　　　・避難経路，避難用具，マニュアルの説明

　　　　・緊急連絡網の作成（師長と相談して）

　　2）年間計画において，災害教育の企画，運営を行う

　　3）病院主催の災害訓練の参加および調整を行う

5．避難用具の点検（8月，2月，他随時）

　　《災害時に備える物品》

　　・エアーストレッチャー1台，担架4台

　　・ヘッドライト（夜勤者人数分），ヘルメット（夜勤者人数分），懐中電灯（3個 電池予備数），メガホン（3個）

　　・おんぶ紐10本，軍手5組

　　・リュック（酒精綿，ディスポ鑷子，クーパー，コッヘル，包帯，三角巾，注射指示箋，メモ用紙，ボールペン）

　　・救急用品バッグ（各職場において必要なもの薬品）

　　・キャスター付き袋（必要な書類入れ，マニュアル）

6．避難経路の環境整備

　　・避難経路を常に確保できるよう，廊下，病室，避難階段，病室の整理整頓

　　・防火扉，消火器，消火栓も前に物品を置かないように，点検

　　・車いすの整備，（車いす置き場）

病棟，外来，手術室，透析室，中央材料室など，各職場の特徴に合わせた内容を入れて基準化する

災害対策委員会などの活動

　災害対策に関する事項については，その組織の特徴に合った，すなわち災害拠点病院，中小規模病院，高齢福祉施設などそれぞれの施設の規模や特徴に合わせた委員会組織を設置します。災害時の備えとして整備する内容は，組織の規模や特徴などが異なっていても**表2**の項目が共通して必要です。このような観点から，災害時に必要とされる事項について協議し，決定しておくことになります。

表2　災害時の備えとして整備する内容

● 災害対策の方針や組織体制の整備に関すること

● 定例の委員会の開催に関すること

　　※新年度の活動計画を作成することなどで，計画的に実践できることにつながる。前年度の課題から新年度に継続するものを選択したり，新たな取り組みや行政からの指示，依頼内容および管理者からの指示，依頼内容などに関する年間の活動計画の作成など

● 災害時に備えた地域および行政との連携・調整に関すること

● 災害対策マニュアルの整備と職員への周知に関すること

● 建物や設備の耐震化，防災設備の改善および強化に関すること

● 防災・災害教育に関すること

　　※委員会が企画運営するもの，院内教育委員会や看護部内で行う研修，新人教育や職種別，職位別などの研修会，講演会の企画・運営など

● 防災の広報に関すること

　　※防災・災害対策に関する広報活動を積極的に行う

● 防災，災害訓練の企画運営に関すること

　　※災害対策基本法，消防法施行規則などの法令に基づいた院内合同訓練，独自の訓練など，関連する組織と調整して訓練の企画・運営

　　※見直したマニュアルや建物の改築などがあった場合には，新しいマニュアルや建物の構造に即した訓練や新しく購入した防災用具などを使った訓練の実施

● 備蓄品の整備や内容についての検討と広報に関して

災害に備えたスタッフ教育

　災害教育では，「災害は起こるものである」ことをさまざまな機会を通して全職員が認識することが求められます。そして，「災害について知ること」が，私たちの基本姿勢でなければならないと考えています。その上で，それぞれの地域で求められている役割と所属施設の方針に即した内容などについて研修内容をプログラム化し，全職員の啓発や理解に努める必要があります。特に医療従事者は，自らの命を守ると共に患者，地域の被災傷病者の命を守る使命を全うするためにも，主体的に学んでいかなければならないのです。

▶災害教育をプログラムする上でのポイント

災害に関する制度を知る

　医療・福祉従事者は，日常の仕事の中で多くの法律や制度と密にかかわりながら業務をしています。前述のように，我が国では災害に関する多くの法律が制定されており，災害対策・教育も関連した法律や制度に則ってなされているため，それらの法律や制度などについても理解しておく必要があります。

〈災害対策基本法〉

　災害の予防対策に関しては，「防災に関する組織の整備，教育及び訓練，物資及び資材の備蓄・整備・点検，施設及び設備の整備及び点検，災害発生時の相互応援の円滑な実施及び民間団体の協力の確保，要配慮者の保護対策，災害応急対策の実施と改善」などを行うべきと定められており，具体的には**表3**の項目が明確に示されています。

　災害応急対策に関しては，「警報の発令及び伝達並びに避難の勧告又は指示，消防，水防その他の応急措置，被災者の救難，救助その他の保護，災害を受けた児童及び生徒の応急の教育，施設及び設備の応急の復旧，廃棄物の処理及び清掃，防疫その他の

表3　災害の予防策の主要事項		
・防災訓練	・大規模地震対策	・津波対策
・建築物の耐震化	・風水害対策	・企業のBCP策定の推進

酒井明子，菊池志津子編：災害看護―看護の専門知識を統合して実践につなげる　第1版，南江堂，2008.を参考に筆者作成

生活環境の保全及び公衆衛生，犯罪の予防，交通の規制その他災害地における社会秩序の維持，緊急輸送の確保」などを行うべきと定められています。

　また，災害派遣医療チーム（DMAT）や救護班を派遣し，重傷患者を被災地外の災害拠点病院へ搬送し，救命する広域医療搬送の体制も進められています。

災害に関する知識を得る

　災害に関する知識として，災害時の医療・看護の役割や災害の種類および疾患の特徴，災害サイクル，災害時に必要な技術，災害時要援護者への対応，災害時を想定した平常時からの連携，被災地における災害時の医療・看護活動，被災者の心理・援助者の心理の理解と援助などがあります。

マニュアルを知識として理解する

　追加や改善したマニュアルを関連する研修会の一部に組み込み，職員に周知および理解してもらう必要があります。

震災体験者の講演会などから，災害をイメージできるような機会を設ける

　危機管理意識を高めるために，被災体験者からの経験などを聞き，自施設で想定される災害について具体的に考える機会をつくります。

防災訓練前の机上訓練を実施する

　訓練の目的や訓練内容を，机上でイメージ化してから実践に臨むことなどによって，自分の役割や行動について理解でき，より冷静に訓練に参加できます。

災害救助活動やDMAT活動後の報告会を開催する

　実際の現場の様子や体験したことを，自施設の災害時対応の参考にすることや，救助活動に参加した職員の活動後の心のケアをみんなで考える機会ととらえます。

引用・参考文献
1）厚生省阪神・淡路大震災を契機とした災害医療体制のあり方に関する研究会：震災時における医療対策に関する緊急提言，1995年5月29日.
2）厚生省阪神・淡路大震災を契機とした災害医療体制のあり方に関する研究会：病院防災マニュアル作成ガイドライン，1995年8月29日.
3）厚生労働省医政局：BCPの考え方に基づいた病院災害対応計画作成の手引き，医政指発0904第2号，平成25年9月4日.
4）酒井明子，菊池志津子編：災害看護—看護の専門知識を統合して実践につなげる 第1版，南江堂，2008.

災害時に必要な 体系的な対応の基本原則（CSCA・TTT）

　大地震などの大規模な災害発生後の超急性期および急性期の時期においては，自らの安全確保，そして傷病者の救出および救命，入院患者などの保護が優先されます。災害直後から直ちに災害対策本部を立ち上げ，初動体制を確立し，院内・施設内のライフラインへの影響の有無や院内の被害状況を評価していかなければなりません。この時期の災害現場は危険な状態にあり，医療従事者が二次災害に巻き込まれる可能性もあります。構成されたチームは，安全に配慮し，統制のとれた活動をしていきます。

　その時に重要な概念が「CSCA・TTT」（表1）です。情報（C）を共有し，安全（S）を第一優先に考え，その中から評価（A）し指揮・命令（C）によって災害時対応（トリアージ〈T〉，治療〈T〉，搬送〈T〉）を実践していきます。

　また，減災の考え方に基づいて，時間的，物資的，人的に余裕のある平常時に防災の備えをしておくことは何よりも大切です。この平常時の備えもCSCA・TTTの概念に従って整理すると分かりやすく，整備段階からこの概念が活用されることが提唱されています[1]。

　このCSCA・TTTに関しては，現在，日本DMAT隊員養成研修や消防・警察・災害医療・看護教育資料にも活用されており，災害時における共通理解を得るための重要な

表1 CSCA・TTT

- **Command＆Control** ［指揮・命令・統制］
- **Safety** ［安全］
- **Communication** ［情報・伝達・連携・通信］
- **Assessment** ［評価・判断］
- **Triage** ［トリアージ］
- **Treatment** ［治療］
- **Transportation** ［搬送技術］

項目として取り入れられています。

　災害時対策において，院内・施設内のCSCA・TTT，看護部内のCSCA・TTT，各看護単位でのCSCA・TTTとして考えると，大きな組織から個別の組織まで共通の概念に沿った対策ができ，組織的な動きが見えることになります。

Command & Control [指揮・命令・統制]

　災害時には，まず組織の構築，すなわち組織における縦のつながり（指揮・命令）と横のつながり（統制・調整）を確立しなければなりません。

　災害対策本部からの命令は，その次の下部組織へと命令・伝達されなければならず，組織の上層部から降りてきた命令は，各部署内の一人ひとりに伝わるよう周知徹底される必要があります。病院の災害対策本部長は病院長が当たることが多いですが，夜間・休日などの発災も想定して，暫定的な災害対策本部の設立の基準や担当者なども明確にしておく必要があります（**図1**）。

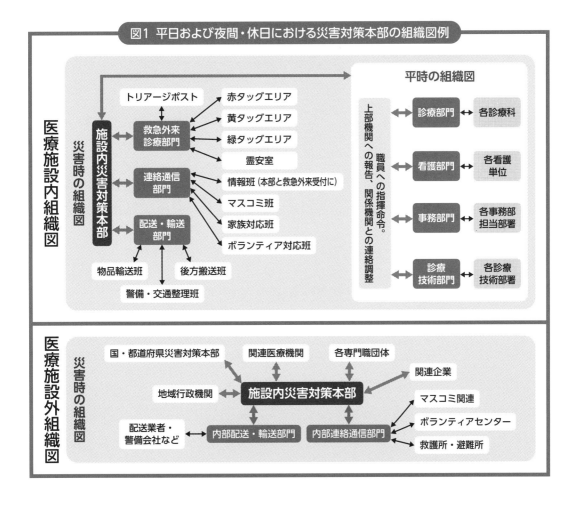

図1　平日および夜間・休日における災害対策本部の組織図例

表2　災害現場の3S

❶自分の安全（Self）

- 健康状態，個人の防護服（安全性，機能，耐久性，快適性）
- 医療資機材（メンテナンスと補充）…手指消毒剤，滅菌手袋，消毒剤，アルミシートなど
- 周囲からの情報などによる安全の確認も重要

❷現場の安全（Scene）

- その部署の安全の確認と確保（建物，火災，医療ガス，その他）
- 避難経路，避難場所（廊下や避難用非常階段など）

❸被災者，生存者の安全（Survivor）

- 医療従事者，援助者，病院，災害現場，災害サイクルなどの側面から見た安全が確保された状態での被災者・生存者のケアが求められる

Safety［安全］

　Sは非常に優先順位が高く，CSCAの中で最も重要視しなければならない項目です。つまり，安全が保障されない活動は一切認められないということです。

　災害時の活動では，まず自分の安全確保と健康を維持する必要があります。自身の安全が確保できた上での現場活動が最も重要な責務となるのです。

　安全を保障するということは，被害の拡大を防ぐという意味からも大切です。Safety［安全］は**表2**の3つのSからなります。

　これらの安全確保は，災害対策本部などを中心とした明確な指揮・命令系統（Command&Control）［指揮・命令］が重要となり，SafetyはCommand&Controlと表裏一体であると言えます。

Communication［情報・伝達・連携・通信］

　通信体制の不備や情報伝達の不備は，初期対応の遅れにつながり，災害対応に失敗する原因となります。緊急連絡先の作成と情報共有，緊急連絡手段の確保と代替え手段などについてあらかじめ決めておくことが大切です。

　災害時にはさまざまな情報伝達が必要とされ，組織の中では個人レベルから集団レベルまでが含まれます。また，情報をどこに集めてどこに流すか，どのような情報を集めるかなど，伝達手段と方法についての取り決めが大切になります。そのため，情

表3　情報伝達を失敗する要因
❶情報不足
❷確認の不履行
❸協力体制の不備，あるいは訓練不足や平時の連携不足

報を得るためのツール（道具・手段・方法）を決め，ルールを策定して，職員に周知徹底することが必要です。

　災害時の課題として「情報がなかった」「伝わっていなかった」「どういうことか分からなかった」「どこに聞いたらよいか分からなかった」などの声が多く聞かれます。情報伝達を失敗する要因として，**表3**の3つが挙げられます。

　コミュニケーション（情報）の種類は，【命令】【指示】【報告】【問い合わせ】【確認】などがありますが，情報は【命令】や【指示】だけでは伝わりません。【問い合わせ】や【確認】【報告】なども重要な情報であり，本部やいろいろな組織，機関とのやり取りがされてこそ「正しい情報」として得ることや発信することが可能になるのです。

　医療施設などでは，発災時に情報が不足する中でも災害医療体制を機能させなければなりません。そのために事前に共有すべき情報として，指揮命令統計図・災害対策本部などの構成員・主要連絡先・入院患者名簿・時系列活動記録・現場状況・被災状況などが挙げられます。具体的には，これらの情報は，口頭だけの連絡や報告では聞き間違いや言い間違いなどがあるため，用紙に記入するようにします。また，災害は時間と共に変化してくることもあるため，用紙には必ず記録時刻を明確に記しておきます。

▶Assessment［評価・判断］

　災害発生時には，自医療施設の現状およびこれから起こるであろう変化の予測，自医療施設の診療機能が保たれているかの評価，そして外部の被災状況や被災者の人数，地域の医療機関の患者の受け入れ人数などの評価が必要となります。さらに，自医療施設内外の状況を経時的に把握しておかなければなりません。それによって，施設内における本部も各部署も活動中の評価を経時的に行うことができ，どのように対応するかの決定や修正が適切にできるようになります。具体的には，病院内外の被災

表4　評価すべき項目例

・医療施設で傷病者を受け入れる前の段階として，施設の建物，構造，設備などの損傷程度の確認と評価によっては，入院患者の避難が必要な時もある

・被災状況，現場状況，マンパワー，医療資機材，通信，他機関との情報交換状況の評価

・医療施設の医療機能によっては，傷病者の受け入れ能力を評価する

表5　トリアージが行われる条件

1．多数の傷病者や死者が同時に多数発生するような究極の状態であること

2．人的，物的に対応能力が不足しており，複数の傷病者の処置や搬送を同時に行えないために優先順位をつける必要があること

状況を迅速に評価し，傷病者数や重傷者の把握をすることで，傷病者の受け入れが可能かどうかなどの判断が可能になります（**表4**）。

　さらに，経時的な変化が中・長期にわたると判断した場合は，CSCA・TTTを繰り返し実行していきます。

▶Triage［トリアージ］

　トリアージとは，人的，物的に制限がある環境下にあって最大多数を救命する観点から，救命できる命から優先的に治療し，1人でも多くの命を助けることを目標に，適切で効果的な医療を行うための優先順位を決定する方法です（**表5**）。しかし，トリアージは緊急度・重症度により傷病者を選別する行為のみならず，その後の治療（Treatment），搬送（Transportation）なども視野に含めた概念としてとらえるべきものです。

▶トリアージ区分

　日本ではトリアージタッグ（**図2**）が統一されており，**表6**の4段階に区分されています。

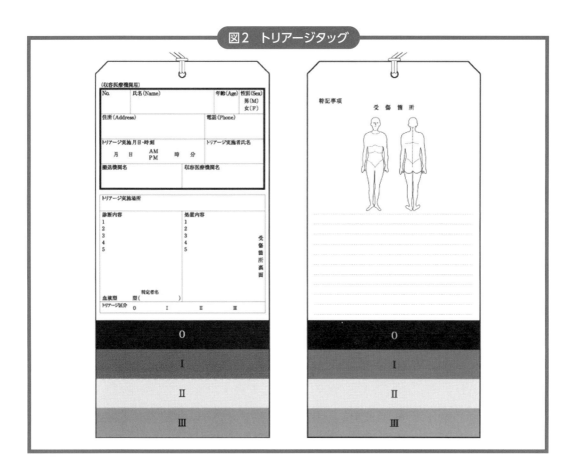

図2　トリアージタッグ

表6　トリアージカテゴリー（区分）

優先度	分類	色別	区分	疾病状況	診断
第1順位	最優先治療群	赤	I	生命を救うために，ただちに処置を必要とするもの	気道閉鎖，呼吸困難，意識障害，多発外傷，ショック，大量出血，血気胸，胸部開放創，腹腔内出血，広範囲熱傷，気道熱傷，腹膜炎，クラッシュ症候群，多発骨折など
第2順位	待機的治療群	黄	II	多少治療の時間が遅れても，生命に危険がないもの，基本的にはバイタルサインが安定しているもの	脊髄損傷，四肢長管骨骨折，脱臼，中等度熱傷など
第3順位	保留群	緑	III	軽候な傷病で，ほとんどが専門医の治療を必要としないもの	外来処置が可能な四肢の骨折，脱臼，打撲，捻挫，擦過傷，切創，挫創，軽度熱傷，過換気症候群など
第4順位	死亡群	黒	0	すでに死亡しているもの，または心肺蘇生を施しても蘇生の可能性のないもの	

表7 トリアージの行われる場所と目的	
場所	**目的**
①災害現場	救助救出の順位の決定
②災害現場の応急救護所	応急治療や搬送の順位の決定
③救急車やヘリコプターに乗り込むところ	搬送順位の決定や搬送先医療機関の選定
④病院の玄関	診療の順位と場所の決定
⑤診療室	手術や集中治療室の優先順位の決定
⑥病棟内	緊急手術などの処置順や病棟避難時の避難優先順位の決定

▶ トリアージを行う場所

　災害において，トリアージはさまざまな局面で，さまざまな目的のために使われます。一概にトリアージと言っても統一した方法では不可能ですし，必要に応じて繰り返して行うことが肝要です。また，トリアージの結果は絶えず変わり得るものであり，黄色の傷病者が赤色になったり，赤色の傷病者が緑色になったりすることもあります。

▶ トリアージの目的

　トリアージは行われる場所によって，次のような目的（**表7**）があります。

　トリアージの実践においては，災害医療の3T（トリアージ〈Triage〉，治療〈Treatment〉，搬送〈Transportation〉）と連動して，専門的知識，技術，訓練が必要です。また，トリアージをめぐる法的な問題が生じることもあり，詳細な方法の解説はここでは省きます。

▶ Treatment［応急処置・治療］

　災害現場では，通常の病院における診療とは大きく異なり，限られた人材と資機材で必要な者に必要な処置を行い，その場で最大限の医療を行うことが求められます。傷病者が多数の場合には，誰を先に助けなければならないかをトリアージしなければなりません。その場合，生命徴候のあるものが優先されます。救助者に余裕がある場合は，心肺停止患者の処置を行える可能性もあります。看護師は医師の介助のほかに，点滴や酸素投与，活動性出血に対する止血法と骨折に対する処置などを行います。

▶一次救命処置

傷病者に反応（意識）がない場合は，一次救命処置を実施します（**図3**）。

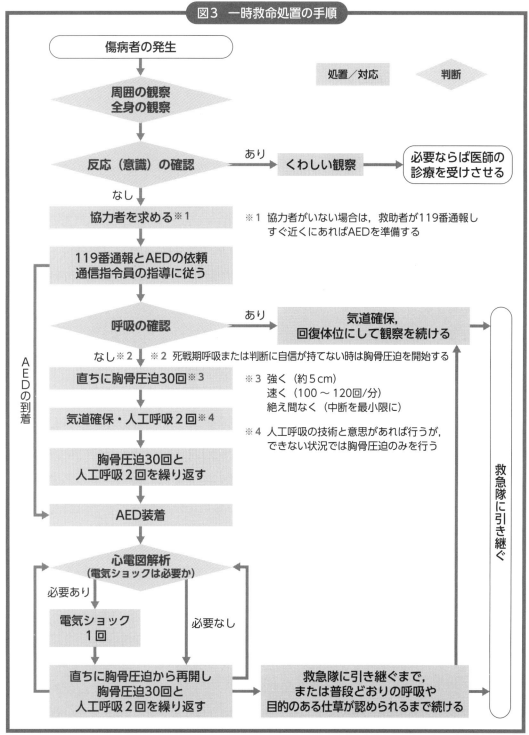

図3　一時救命処置の手順

日本赤十字社ホームページ：一次救命処置の手順

- 静脈確保し必要な薬剤投与

- 気道確保が必要な場合，エアウェイ，さらに気管挿管なども検討

- 心肺蘇生法実施中に，循環動態，低酸素状態，アシドーシス，低・高カリウム血症，低体温，低・高血糖などの精査

- 薬物，心タンポナーデ，緊張性気胸，血栓，外傷などの精査　　　など

▶二次救命処置

　救急隊到着，あるいは病院に搬送された後に，機材を使用した高度な治療を行います。例えば，**表8**の高度な検査・処置を行い救命します。

▶救命処置としての「自動体外式除細動器（AED）」の使用

　災害時のみでなく，成人において心肺停止の原因で最も多いのは不整脈（特に心室細動）であり，唯一の治療は電気的刺激（除細動をかける）を与えることです。心停止後，除細動が1分遅れるごとに救命率は7～10％下がると言われています[1]。そのため，何よりもAEDを手に入れることが最優先で，その間絶え間ない胸部圧迫が必要となります。これは心臓に血流がないとAEDの効果も薄れるからです。

　AEDの適応は，①意識がない，②呼吸がない，③脈がないの3つがそろっている場合とされています[1]。災害時においてこの適応がそろう場合は，トリアージで黒タッグが付けられた者となりますが，黒タッグの処置の優先度は一番低いものとされています。だからと言って黒タッグは処置を行わなくてもよいということではなく，救助者に余裕がある場合には処置が行われるべき対象です。

　救護所や避難所などでも急変時にAEDが使用されることもあるため，使用方法や設置場所などを確認しておきましょう。

▶看護師が行う処置

　看護師が現場で応急処置を行う際は，災害の発生状況によって適切な対応が求められます（**表9**）。優先順位を決めて処置にあたり，処置後は傷病者に対する継続した観察を行います。医師は多数の傷病者の一次的な処置にかかりきりとなるため，処置

表9　災害発生時に看護師が単独で実施可能な処置

❶**出血に対する処置**

　傷病者に活動性の出血が認められる場合は，清潔なガーゼで直接圧迫止血を行う。

❷**骨折に対する処置**

　四肢に骨折が疑われた場合に処置する。関節をまたぐように副木を当てて固定を図り，骨盤の動揺を避ける。

❸**頸椎の損傷が疑われた場合の処置**

　頸椎カラーがあれば装着する。なければ，砂のう・毛布などを用いて固定を行うとよい。外傷患者において意識障害があり，頭部の外傷が疑われる患者の5〜15％に頸椎の損傷があることを念頭に置く必要がある。また，外傷傷病者，脊椎，脊髄損傷の可能性がある傷病者の搬送では，全脊柱固定が原則である。

後の継続した観察や処置の必要性について，看護師がある程度の判断をすることが多くなります。

　災害の現場では，今，何を一番優先とするか，傷病者にどんな外傷や疾患が疑われるか，また状態の悪化を防ぐには何ができるかを考えます。そして，現場の限られた資材を有効に使うと共に，必要な資材の代わりになるものを見つけ，工夫しながら治療ケアをしていきます。応急処置や治療に関しては，手技や知識の習得が必要ですが，災害現場ではそこにあるものを使って対応しなければならないことも多く，柔軟な対応や工夫をするという考え方が求められます。

　医療施設では，まず外来・入院患者・在院者の安全確保の面から，施設内での傷病者の応急処置を考えることが優先されます。そして，施設外からの傷病者の受け入れについても，空床の確保および各部署の運用状況を考慮して体制を整えていきます。

▶Transportation［搬送技術］

　搬送の目的は，患者を適切な場所へできるだけ円滑に早く移動することです。災害現場から現場救護所までの搬送，あるいは現場救護所から医療機関への搬送となり，どの場合にも外傷初期対応が施され，安定化処置がとられた後に行うことになります。

　また，災害時であり，交通麻痺の発生を想定して対策を考えておくことが求められます。災害圏外の医療機関に搬送することもあらかじめ考えておきましょう。

搬送においては，広域的なネットワークが必要となり，そのための災害時ネットワークが構築されていることが早期の搬送を可能にします。筆者は，新潟県中越地震の際に病院避難を経験しましたが，日頃のネットワークのありがたさを身に染みて実感し，とりわけ大切なことであると考えています。

▶医療施設内の搬送

搬送については，医療機関施設内でも重要な対策であり，火災，水害などに備え，施設内での避難のための搬送を考えておかなければなりません。

特に重症患者の避難搬送においては，「何を使って」「どんな方法で」「どこに搬送するか」について，事前の準備と訓練の体験をしておくことで，短時間で効率的な搬送が可能になります。災害が発生し，避難が必要と判断されたら，傷病者や患者の状態に適した方法で搬送を行わなければなりません（**表10**）。

4人で搬送する肩掛け式担架などは，重傷者においてはできるだけ水平に安定していること，可能な限り振動を少なくすることが重要です。特に階段の搬送などでは，搬送者が手を離すことが可能であり，患者と共に，搬送者の安全を確保できる点で有効です。ただし，2人で搬送する場合は，短距離搬送は可能ですが，長距離や女性のみでの搬送，階段の搬送などにはリスクがあります。

▶安全な搬送方法の選択・決定プロセス

避難誘導する全患者を把握し，歩行が可能かどうかの判断から順次決定し，マンパワーと合わせながら，搬送用具の選択と決定を行います（**図4**）。当院では，患者のベッドに搬送判断基準を色分けし，札を付け，搬送方法が一目で分かるようにしておいたため，患者の避難搬送時には極めて効率的に行うことができました。

表10 避難誘導搬送の手順

❶自力歩行可能者の避難誘導

支持する者は傷病者の松葉杖的な役割を果たす。歩行可能な傷病者，または片足に軽傷を負った傷病者が対象となる。

❷1人で支持搬送可能な患者の搬送

●背負い搬送

傷病者を比較的長い距離を搬送する時や階段などの搬送。背負い紐などがあると階段などの搬送に向いている。

●背部から1人で後方に移動させる方法

傷病者の背後から，脇の下に手を入れて抱きかかえるようにして起こし，両手で傷病者の片方，または両方の前腕を持って腰を吊り上げるようにして移動させる。この搬送方法は，短い距離や水平移動には可能だが，長距離や階段などの搬送には向いていない。

●毛布，シーツなどを利用する搬送方法

毛布やシーツなどで全身を包み，両肩を浮かせるようにして頭の方向に引っ張って移動させる。この搬送方法は，短い距離や水平移動には可能だが，長距離や階段などの搬送には向いていない。

❸2人での傷病者の搬送

●傷病者の前後を抱えて搬送する方法

1人は傷病者を背中から抱え，もう1人は傷病者の下肢を交互させて抱える。

●いすのまま搬送する方法

2人がいすに乗った傷病者の両側に着く，手を固定しやすい部位を持ち2人が声かけをして立ち上がる。傷病者が前のめりにならないようにいすをやや後ろ斜めにして搬送する。

❹搬送に複数の人を必要とする患者（担送患者）の搬送

●担架で搬送する方法

担架の種類は多くあるが，搬送する患者の状態に適した担架が患者の安全確保につながる。

●毛布，シーツなどを利用する搬送方法

シーツなどを広げて置き，両脇を丸めて4人以上で丸めたシーツの端を持って搬送する。この搬送方法は，短い距離や水平移動には可能だが，長距離や階段などの搬送には向いていない。

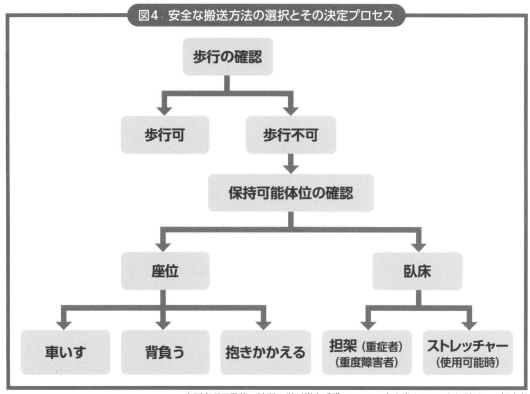

図4 安全な搬送方法の選択とその決定プロセス

```
            歩行の確認
                │
        ┌───────┴───────┐
      歩行可          歩行不可
                          │
                    保持可能体位の確認
                          │
            ┌─────────────┴─────────────┐
          座位                         臥床
            │                           │
    ┌───────┼───────┐           ┌───────┴───────┐
  車いす   背負う  抱きかかえる  担架（重症者）  ストレッチャー
                              （重度障害者）  （使用可能時）
```

小原真理子監修：演習で学ぶ災害看護，P.196，南山堂，2010.より引用，一部改変

引用・参考文献

1）黒田裕子，酒井明子編：災害看護―ナーシング・グラフィカ看護の統合と実践3 第3版，メディカ出版，2017.
2）日本赤十字社ホームページ：一次救命処置の手順
　https://www.jrc.or.jp/study/safety/process/（2021年11月閲覧）
3）小原真理子監修：演習で学ぶ災害看護，P.196，南山堂，2010.
4）黒田裕子，酒井明子編：災害看護 第2版 ナーシンググラフィカ，メディカ出版，2013.
5）酒井明子，菊池志津子編：災害看護―看護の専門知識を統合して実践につなげる 改訂第3版，南江堂，2018.
6）奥寺敬，山崎達枝監修：減災に向けた施設内教育研修・訓練プログラム，荘道社，2010.
7）勝見敦，小原真理子編：災害看護―災害サイクルから考える看護実践，ヌーヴェルヒロカワ，2012.
8）原土井デキゴトブログ：避難誘導時の搬送方法いろいろ！！
　https://ameblo.jp/haradoi-chiiki/entry-11164609396.html（2021年11月閲覧）

災害時に役立つ 防災・減災マニュアルの整備と活かし方

　当院では，新潟県中越地震において大規模災害を体験し，その被害を教訓として「大規模災害時対応マニュアル」の改善に取り組みました。防災対策，災害時対応，災害支援などを考え，**表1**の項目について，どのように災害に備えていくか，どういう時にどう行動ができるかを，一人ひとりの具体的な行動を示して分かりやすくまとめ，病院独自の「大規模災害時対応マニュアル」を整備しました。

　その後，一般企業や行政におけるBCP（事業継続計画）がクローズアップされ，病院におけるマニュアルの再構築にも，BCPの考え方が不可欠なものとして認識されるようになりました。

　本章では，**表1**の5つの項目に加え，BCPの考え方に基づいた病院災害対応計画を取り上げ，解説します。

表1　当院の「大規模災害時対応マニュアル」の内容

1．防災・減災計画のための組織づくり

2．平常時の防災・減災対策（被害を少なく，病院の診療機能の維持に努めるために）

3．災害発生時の災害対策（被災時に行動できるために）

4．救護対策（自施設に被害がない時の救援対策をどのようにするか）

5．後方支援対策（遠方などの災害に職員の救護派遣や支援物資などについての支援をどのようにするか）

施設における「災害対策4つの視点」と「マニュアルの整備・見直しのポイント」

施設において災害対策を考える際には，次の4つの視点が求められます。

● **防災・減災対策《災害に備えて平常時何をするか》**

- 災害が発生した際に，被害を発生させない，被害を最小限にするための準備
- 病院医事機能のための準備体制，方策を考えておく活動

● **災害対策（被災対策）《自施設が被害を被った時にどう対応するか》**

- 自施設やその周辺に，災害によって被害が生じた場合，その被害の拡大を防ぎ，患者・家族など施設の利用者および職員の安全を確保し，施設の機能を保持していくための活動

● **救護対策《多数発生した負傷者にどう対応するか》**

- 自施設やその周辺で，多数の負傷者が発生した際に，これらの負傷者への医療・看護を提供する活動およびその提供を支える活動

● **後方支援対応《被災地の患者の受け入れや救護班の派遣などに関して》**

- 自施設の周辺や遠方などで発生した災害に対して，被災地域の医療機関や被災者を支援する活動

これらの視点を網羅したマニュアルの整備・見直しをしていきますが，次のポイントを押さえることが大切です。

● **誰がどのような状況下で見ても，何をすべきか具体的に行動できる内容であること**

- 箇条書き・フローチャート・図・絵入りなど

● **施設や地域の特性，災害特性に応じたマニュアルであること**

- 施設の所在する地域で頻度が高いと考えられる災害を想定して
- 地域の関連施設との連携を想定して（災害拠点病院など）
- 災害の種類を想定して

● **施設の被災度や災害サイクルに応じたマニュアルであること**

- 被災地であっても被災の程度や災害サイクルを想定して

● **作成プロセスを大切に**

- 管理者から現場職員まで多くの職員がかかわることで，災害対応に関心を持ってもらうことにつながる

●自治体の防災計画とのつながりを組み込む
 ・地域での役割やネットワーク構築につなげる

防災・減災計画のための組織づくり
～防災マニュアルの作成・見直しをするための組織化を図る

　施設内に災害対策委員会などを設置し，防災マニュアルの作成・見直しをするための組織化を図ります（図1）。組織化においてはすべての職員を巻き込み，職員の専門能力，知識を発揮して協働，連携できる組織であることが求められます。多くの職員が参画することは，職員の災害における危機管理意識を高めると共に，自分の行動についても関心を向ける機会になります。そのためには組織の方針に沿って課題解決や周知するための機能が明確になっている必要があります。

　会議や委員会，プロジェクトチームなど，施設内の課題解決を図る組織は数多くあります。その組織は，何のためにあって誰が出席しているのか，何を検討・審議するのかなどを明確にする委員会や会議の規程があることが重要です。それによって職員に施設全体の課題解決の方法が見えることになり，関心を持つきっかけの一つになるからです。

　このことについては「第3章 災害対策委員会の役割と機能」（P.59）に詳細がありますので，参考にしてください。

平常時の防災・減災対策
～突発的な事態が起こっても，病院の役割が果たせるように準備しておく

　災害対策は，自施設で発生の頻度が高いと考えられる災害を想定して作成します。ここでは大規模地震災害を想定しての対策を考えますが，いずれの災害においても，

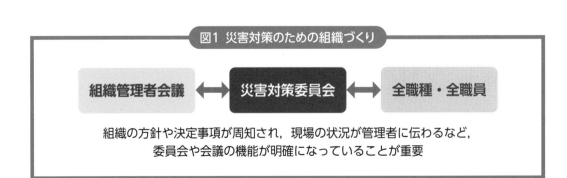
図1 災害対策のための組織づくり

組織管理者会議 ←→ 災害対策委員会 ←→ 全職種・全職員

組織の方針や決定事項が周知され，現場の状況が管理者に伝わるなど，
委員会や会議の機能が明確になっていることが重要

表2　災害対策マニュアルに整備しておくべき内容
1）災害対策基本方針の明確化
2）災害対策本部の役割と機能の明確化
3）ライフラインの管理（診療維持機能の確保）
4）建物・設備などの視点 ・建物の安全性の評価 ・設備や構造的なものの対策の現状評価 ・避難経路や避難場所の確保と図示
5）防災・減災マニュアルの見直しと整備 ・一人ひとりが行動できるマニュアルであること
6）職員の招集体制（マンパワーの確保）
7）外部関係機関との連携体制の整備
8）災害看護に関する教育
9）災害訓練

必要とされるライフラインの確保・医療品や飲料水の備蓄・職員の招集方法などについては，必ずマニュアルに盛り込みます。

　平常時に見直しておくことや整備しておく内容は，**表2**のとおりです。これらについて解説します。

▶災害対策基本方針の明確化

・病院の地理的な立地条件から考えられる地震などの災害によって，どのような被害が想定されるのか，考え得る災害と被害について明記します。

・被災場所や病院被害の程度によって，ある程度の状況を予測して，それぞれの場合に，病院はどの役割をどの程度求められることになるのか，求められる病院対応の方針を立てておきます。

・災害時の職員の参集基準，日頃からの参集のための準備，参集手段，登録制度など職員の参集と職員登録について明記します。

　この3点は，BCPの中で災害対応基本方針として求められている内容です。例として，当院の災害対策基本方針を**資料1**に示します。

　大規模災害が発生した時は，近隣の病院と連携・協力し災害医療を担う役割を求められている。災害時には被災地と当院の関係により求められている役割が変化する。○○地区管内の「災害拠点病院」は県立○○病院であり，連携の基準やシステムも整備が必要である。また○○県の災害医療システムとの関係も明確にして，災害時の情報の収集と伝達方法もシステム平常時の備えを防災・減災対策として第1章に，災害時の対策を第2章に，災害後方支援の対策を第3・4章に定める。

第1章　平常時の備えとして予防・整備・訓練・教育に関して
　【役割】突発的な事態が起こっても○○総合病院の役割が果たせるように準備しておく

第2章　当院が被災地の中心地域に位置する場合
　【役割】地域内の第一線病院として機能する

　〈状況〉地域内の救急システムが麻痺状態　院内の医療機能が制限される

第3章　当院が被災地の近隣地域に位置する場合
　【役割】災害広報医療機関として機能する・重症者の受け入れ・医療救護班の派遣

　〈状況〉地域内の救急医療システムは機能している，院内の医療システムは機能している，または，ほぼ維持できている
　　・外来の一部制限（軽症患者の診療制限）　　・一般入院患者の制限

第4章　当院が被災地から離れている場合
　【役割】災害後方支援として機能する・重傷者の受け入れ・医療救護班の派遣
　　・医療材料の支援

　〈状況〉地域内の救急医療システムは機能している，院内の医療機能は維持している

▶災害対策本部の役割と機能の明確化

　災害対策本部は，職員への指揮命令，上部機関への報告，関連機関との連絡調整を行うところであり，情報の集約，多くの情報を的確に判断することが求められます（**資料2**）。

　災害発生時は予想しなかったことが多く起こり，その対応が遅れると混乱を招くことになります。災害直後から直ちに災害対策本部を立ち上げ，初動体制を確立し，院内・施設内のライフラインへの影響の有無や院内の被害状況を評価して医療機能の維持の評価をしなければなりません。

　この時期の災害現場は危険な状態にあり，医療従事者が二次災害に巻き込まれる可能性もあります。対策本部は安全に配慮し，統制のとれた活動をしなければなりません。その際に重要となるのが，第4章で述べた「CSCA・TTTの概念」です（P.70参照）。

《災害対策本部の設置》

　災害発生時は直ちに病院長が災害対策本部長となり，副院長（診療部長），診療技術部長，事務部長，看護部長，地域保健・福祉部長で「災害対策本部」を「医事科診療受付」の中に設置する。ほかに情報班，外部連絡・マスコミ対応班，ボランティア・支援対応班，企画・会計班を災害対策本部内に置く。

《災害対策本部の任務》

　本部は，災害発生時の中枢機能であり，すべての権限と責任を有し，下記の任務を司る病院の被害状況などを把握するため，各班責任者からの報告を受け指示・伝達を行う。また，各班からの報告書，病棟からの被災状況報告書を取りまとめ，患者・職員・在院者の状況把握，建物・設備などの損壊状況を一覧表に表示する。

①本部長は，本部会議に計り，院内状況の報告を基に病院運営の可否を決定する。

②建物の損壊などによる避難・誘導・散乱物の整理など，二次災害の防止などを考えられるすべての安全防護措置の指示伝達を行う。

③被災地への医療班の派遣依頼を受けた場合，医療班の編成を行い，準備・待機させる。また，輸送方法などの要請について協議を行う。

④応急救護に対する院内の医療班の編成を行い，受け入れ準備体制を築く。

⑤職員を招集し，マンパワーの把握と確認をする。

⑥被災地域の状況と収容可能な傷病者数の見込みを決定し，各医療機関派の医療班派遣要請を行う。

⑦ライフラインの状況確認と病院運営に必要な質的・量的の両面から見た体制を確保する。

⑧その他，災害医療に関する事項。

《暫定本部》

　災害発生が，祝日および夜間であった場合，暫定本部を下記のように設置する。

①暫定本部の期間は本部が開設されるまでの間とし，本部の任務を代行する。

②緊急連絡網により，関係職員などへ通知する。

③暫定本部長は，当直医師とし，休日夜間看護管理者，事務当直者，保安員と連携して任務を代行する。

④管理者の集合によって，本来の災害対策本部が開設されれば各担当者は業務を引き継ぐ。

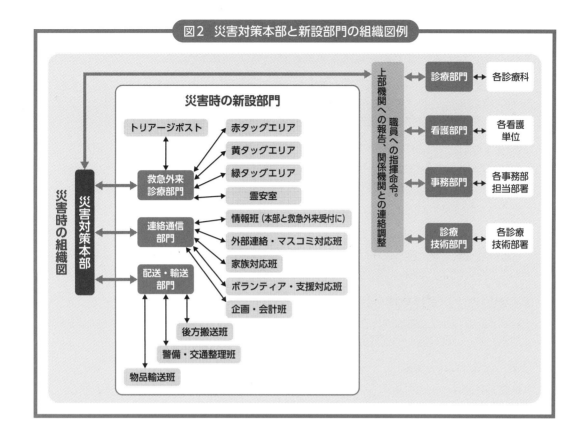

図2　災害対策本部と新設部門の組織図例

災害時の組織図

災害対策本部

災害時の新設部門

トリアージポスト

救急外来診療部門
- 赤タッグエリア
- 黄タッグエリア
- 緑タッグエリア
- 霊安室

連絡通信部門
- 情報班（本部と救急外来受付に）
- 外部連絡・マスコミ対応班
- 家族対応班
- ボランティア・支援対応班
- 企画・会計班

配送・輸送部門
- 後方搬送班
- 警備・交通整理班
- 物品輸送班

職員への指揮命令。上部機関への報告、関係機関との連絡調整

- 診療部門 — 各診療科
- 看護部門 — 各看護単位
- 事務部門 — 各事務部担当部署
- 診療技術部門 — 各診療技術部署

新設部門の立ち上げ

　災害時には多数の傷病者が来院することが予想されます。災害の規模により3T（トリアージ・応急処置・搬送）を効率よく進めるために新しい対応部門が必要になります。したがって，あらかじめ災害対策本部組織と並行して組織化しておかなければなりません（**図2**）。病院の規模や地域の役割に応じて，マニュアルとして全職員に周知されていることが必要です。

▶ライフラインの管理（診療維持機能の確保）

　ライフラインは，人々が日常生活を送る上で欠かせない諸設備のことです。特に医療機関におけるライフラインの機能停止は，医療機能が果たせなくなり，地域住民の医療，災害時の人命にかかわるため，多くの災害時に問題になります。なお，日本医療福祉設備協会より刊行されている『病院設備設計ガイドライン（BCP編）』では，震度階級によるライフラインへの影響について，**表3**のように明記しています。

　ライフラインのみならず，医療機関において患者および職員の安全確保と診療機能を維持するための項目を挙げ，平常時に管理していきます（**資料3**）。

表3　震度階級によるライフラインへの影響

●ガス供給の停止
安全装置のあるガスメーター（マイコンメーター）では，震度5弱程度以上の揺れで遮断装置が作動し，ガスの供給を停止する。さらに揺れが強い場合には，安全のため地域ブロック単位でガス供給が止まることがある。

●断水・停電の発生
震度5弱程度の揺れがあった地域では，断水，停電が発生することがある。震度6強程度以上の揺れとなる地震があった場合には，広い地域でガス，水道，電気の供給が停止することがある。

●電話など通信の障害
地震災害の発生時，揺れの強い地域やその周辺の地域において，電話・インターネット等による安否確認，見舞い，問い合わせが増加し，電話などがつながりにくい状況が起こる。

●鉄道の停止，高速道路の規制
震度4程度以上の揺れがあった場合には，鉄道，高速道路などで安全確認のため，運転見合わせ，速度規制，通行規制が各事業者の判断によって行われる。

●エレベーターの停止
地震管制装置付きのエレベーターは，震度5弱程度以上の揺れがあった場合，安全のため自動停止する。運転再開には，安全確認などのために時間がかかることがある。

日本医療福祉設備協会（HEAS）：病院設備設計ガイドライン（BCP編），2012.

診療維持機能項目	担当責任者
1．電気・燃料・自家発電装置	施設係長
2．給水・下水道設備	施設係長
3．建物・設備	施設係長・臨床工学科長
4．ガス（都市ガス・医療用ガス）	同上，医療用ガスは臨床工学科長
5．通信	事務次長
6．輸送・搬送	事務次長
7．医薬品	薬剤部長
8．医療材料	中材・手術室師長
9．職員非常招集	事務次長
10．食料・飲料水	栄養科長
11．ゴミ廃棄物処理対策	施設係長
12．感染対策	感染対策委員会責任者
13．各職場	職場長

＊担当責任者は，日頃から災害時の被害を最小限にとどめるために，チェックリストに基づいて定期点検をし，備蓄の管理と見直しをしていく。問題がある場合には，災害対策委員会や災害対策チームで組織的に検討し改善を図る。

BCPのチェックリストでは，準備すべきライフラインの項目として，次の内容が挙げられています[1]。

自家発電・燃料・受水槽・雑用水道（井戸）・下水・ガス・医療ガス・食料・飲料水・医薬品・通信・エレベーター・その他

▶建物・設備などの視点

建物の安全性の評価

施設の建物は自主的に定期点検や耐震評価を実施し，不備などがあった場合は改修が必要です。定期点検などは，どこの部署で誰が実施するのか，責任者を明確にしておきます。建物の安全性については，安全を確保するための避難場所を選択する時に必要となるため，職員も知っておく必要があります。

設備や構造的なものの対策の現状評価

消防用設備・火気設備・電気設備は，法令に定める有資格者による点検以外に，施設内で自主点検などを定期的に行います。転倒・落下の恐れのある物品は，必ず固定します。キャスターのストッパーは固定するなど，現場にも災害関連の委員会を通して周知していきます。定期的にチェックリストなどによって現状を評価して課題を出し，改善することが大切です。

なお現在，病院の建物の多くは，耐震構造または免震構造です。自病院の建物がどちらの構造なのかを考慮して，それぞれの防災，減災措置を講ずることが大切です。さらに，棟によっても構造の違いがあるため，被災した場合の被害の程度を棟ごとに想定し，病院の機能を維持するための方策についてあらかじめ検討しておく必要があります。

そのためには，インターネット上に公開されている**表4**の動画・資料をぜひとも参考にして，イメージ化を図って具体的に検討することをお勧めします。

避難経路や避難場所の確保と図示

災害対策本部などの判断で患者を病院内外の安全な場所に退避させるために，避難場所・経路について事前に候補を挙げ明記しておかなければなりません。

職員は訓練を行い，避難場所や経路について知り，理解しておくことが必要であり，入院時のオリエンテーションの一部に非常時の説明として入れ，患者にも伝えておくことが求められます。

表4　地震対策の必要性と対策方法が学べる動画・資料
●**防災科学技術研究所：「大地震その時病院は」―都市施設の機能保持研究―その1/2.** https://www.youtube.com/watch?v=p07UiCjutks ●**防災科学技術研究所：「大地震その時病院は」―都市施設の機能保持研究―その2/2.** https://www.youtube.com/watch?v=D6glbb3ZrFI ●**防災科学技術研究所：あなたの病院を守るための身近な対策　病院スタッフのための地震対策ハンドブック.** https://www.bosai.go.jp/hyogo/syuto-pj/outcome1.html

▶防災・減災マニュアルの見直しと整備
～一人ひとりが行動できるマニュアルであること

　それぞれの病院独自の災害対策を実効性のあるものにするために，厚生労働省では「病院レベルの災害時対応マニュアル」「自主点検及び訓練のためのガイドライン」の作成の提言をしています[2]。マニュアルは，災害対策基本法，消防法施行規則などの法令に基づいて作成しなければなりません。また，自施設の災害が想定される内容であることや，火災や地震など，さらに人為災害などを考慮して自施設が被災した場合と，被災していない場合のことも想定して作成することが必要です。そして，どこで見直され，作成するかなどを決め，職員全体を巻き込み，協働・連携できるよう，「災害対策委員会」や「見直しのためのプロジェクトチーム」などにより，組織的に取り組んでいくことが重要です。

　東日本大震災後，多くの病院・施設が災害時のマニュアルの作成や見直しをしてきていますが，現在提唱されている「BCPの考えに基づいた病院災害対応計画作成の手引き」によると，「災害対応マニュアル」の見直しのポイントとして，大規模災害時発生時の体系的な対応の7つの基本原則CSCA・TTTの内容が盛り込まれているか，BCPチェックリスト項目を検討，評価し，実状を把握すると共に，既存のマニュアルに明記されているかどうかを調べる必要があるとされています[1]（**資料4，5**）。

資料4　マニュアルの整備と活かし方

●既存マニュアルの見直し

- 指示・命令系統が明確か？（誰から指示があるか，誰に報告するか）
- 自分の行動が明確か？（その時の役割・行動が理解できるか）
- その時の病院全体の動きが理解できるか？（CSCA・TTTが具体的になっているか）
- 登院できない時の対応基準は？（出勤途中や自宅にいた時の対応が明確になっているか）
- BCPにおいての見直しのポイントとして，チェックリスト項目を検討，評価し，実状を把握し，既存マニュアルにあるかを調べる

●使用用語の共通理解

- 防災…災害を防ぐ
- 減災…防げない自然災害などでいかに被害を最小限にするか
- 対応…周囲の状況に合わせて，事をする
- 対策…ある事態や状況に応じるための手段，方法

資料5　マニュアル活用の実際

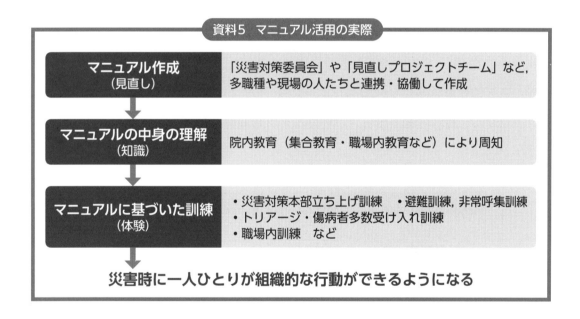

マニュアル作成 （見直し）	「災害対策委員会」や「見直しプロジェクトチーム」など，多職種や現場の人たちと連携・協働して作成
マニュアルの中身の理解 （知識）	院内教育（集合教育・職場内教育など）により周知
マニュアルに基づいた訓練 （体験）	・災害対策本部立ち上げ訓練　・避難訓練，非常呼集訓練 ・トリアージ・傷病者多数受け入れ訓練 ・職場内訓練　など

災害時に一人ひとりが組織的な行動ができるようになる

　組織的な災害対応をするためには，災害対応マニュアルが不可欠です。マニュアルは，災害発生前（平常時），災害が起こった時（急性期），その後の復旧・復興（慢性期）などを想定して各時期のものを作成し，研修や訓練の反省などを反映して適宜改善できるようにしておくと，災害発生時に的確に対応することができます。

　急性期の災害対応マニュアルについては，「災害発生時の対策」（P.99）で具体的に述べます。

▶職員の招集体制（マンパワーの確保）

　災害は平日・休日・夜間・昼間，いつ起こるか分からないため，いつでも職員を招集する方法，マンパワーが確保できる体制を策定しておく必要があります（**表5**，**資料6**）。また，それぞれの施設の想定される被害についての基準が必要です。そして，被害の内容や対応レベルに合わせて全職員へ周知しておき，訓練などを通して理解を深めておくことも必要です。当院では，状況によって「災害用伝言ダイヤル」などを使用して職員の行動を指示する場合があります。以下の【参考】に記載した利用方法を職員に周知し，災害時に職員が行動できるようにしています。

　しかし，参集可能な人数は災害の発生時刻や地域性，職員の通勤手段などにより大きく異なってきます。職員の中には被災した人，また余震が続く中で高齢者や子どもを残して出勤することが困難な人などがいることも推測できます。それぞれの施設の特徴から，具体的，現実的，時系列的に参集可能な人数を想定し，それに応じて優先させる医療機能を決定していくという柔軟な考え方が求められます。

【参考】NTTの災害用伝言ダイヤル（171）

　被災地の方が，自宅などの電話番号宛に安否情報（伝言）を音声で録音（登録）し，全国からその音声を再生（確認）することができるシステムです。使用方法は，「171」をダイヤルし，録音・再生とも，音声ガイダンスに沿って操作します。1回の録音は30秒以内です。

表5　参集基準・呼び出し体制で策定する項目と災害レベル別の対応基準

《参集基準・呼び出し体制》

- 緊急連絡ができる方法，一斉メールや緊急連絡網などの整備
- 徒歩や自転車で駆け付けられることができる職員数の把握
- 連絡が取れない職員や自宅にいる職員の対応方法などの基準
- 育児休暇，介護休暇などの特別休暇中職員の対応基準
- 登院した職員の把握と行動基準の整備

《災害レベル別の対応基準》

- 災害の種類・地震の震度など災害の状況による職員の登院基準

使い方や，体験利用による訓練など，災害用伝言ダイヤルに関連する内容を検討し，各施設や個人などの特徴に合ったシステムを備え，マニュアルにも策定しておくことが必要です。

【参考】災害用伝言板（web171）

パソコンやスマートフォンなどから固定電話番号や携帯電話・PHS番号を入力して安否情報（伝言）の登録，確認を行うことができるシステムです。https://www.web171.jp/にアクセスし伝言を登録・確認することができます。

音声による「171」の文字版です。情報の内容は，100文字以内でコメントを書き込みができるようになっています。サービスの開始は震度6弱以上の地震や噴火などが発生した時です。

資料6　当院の職員招集体制例

【職員非常招集基準】

❶地震において震度6弱以上の場合
- 病院に連絡することなく全職員は登院する（ただし乳幼児・要介護者のいる職員は状況に応じて）
- 登院時は，病院正面玄関受付で「登院確認用紙」退勤時は「退勤確認用紙」に記入し所定の箱に入れる
- 対策本部担当者が「災害用伝言ダイヤル」に《職員用》《患者・家族用》に病院の状況などについてメッセージを入れる。職員は「災害用伝言ダイヤル」に電話し，伝言どおりに行動する。
- 地震発生後状況が変わっていく場合は，必要時経過などの伝言メッセージも入れる。

❷地震において震度5弱以上の場合
- 病院管理運営会議のメンバー・災害対策委員・施設係長・臨床工学科長は直ちに登院し（総合受付に集合），病院内の状況把握をして対応について検討し，必要時，職員を招集する。
- 状況によって「災害用伝言ダイヤル」に《職員用》《患者・家族用》に病院の状況などについてメッセージを入れる。職員は「災害用伝言ダイヤル」に電話し，伝言どおりに行動する。

❸他の自然災害・火災などにおける職員の非常招集は，電話使用可能時は「非常招集連絡網」により行う

つのる不安。娘たちは「公衆電話」に走った!!
～音信不通の6時間

　「お父さんもお母さんも大丈夫だよ！」と，遠くにいた2人の娘たちと私の携帯で話ができたのは，1人は地震発生から5時間後，もう1人の娘とは6時間後でした。

　地震発生直後，テレビで震源位置を示す赤いマークを見た娘たちは，「えっ新潟だ！」「なにっ！ 小千谷の近くだ！」と絶句。すぐに自分の携帯電話をつかんで私の携帯電話に掛けましたが，何度も何度も掛け直してもつながりません。テレビで放映されてほんの数秒で通信不能に陥ってしまったのです。

　娘たちの不安は頂点に達します。東京の病院にいた娘は1時間くらいかけ続けて携帯電話で連絡することをあきらめ，病棟の公衆電話に向かいました。そこでやっと夫の会社の固定電話と運よくつながったのでした。

　しかし，車で出かけていた私の携帯電話とはずっとつながらないままです。千葉にいたもう1人の娘が「そうだ，公衆電話だ」と思いつき，近くの公衆電話に走ったのは6時間後。それでようやく私と連絡がとれたのです。

　その間，私たちも無事を伝えたかったし，娘たちもそれを確かめたかったのです。公衆電話がなかったら，公衆電話を思いつかなかったら，ずっと音信不通で不安にかられてパニックになっていたのではないでしょうか。

　「お母さんは，何時間も台所でずっと泣いていたんだよ」。しばらく経ってから孫から聞いた話です。

▶外部関係機関との連携体制の整備

　災害対応では，情報伝達がうまくいかなかった事例が多く挙げられています。災害時の対応基本原則の一つである「指示・命令機能（Command＆Control）」を的確に行い，必要な外部機関に活動要請や連絡・報告ができるように「外部連絡先リスト」を整備しておくことはとても重要です（**表6**）。

　災害時の情報伝達手段として，まずは対外関連施設や院内の連絡網を明示しておきます。外部との一般回線が使用できない場合を想定し，衛星回線，専用回線，優先回線，災害時広域救急医療情報システム（EMIS）などについて，管理者，設置（保管）場所などを含めた表などを用いて明記しておきます。通信方法や担当者などもマニュアル化し，訓練をして職員が行動できるようにしておきましょう。

表6　外部関係機関連絡先リストの例		
・都道府県の災害対策課	・施設の上部機関	・地域行政機関災害対策課（災害対策本部）
・地域の保健所	・地域医師会	・地域医療機関
・地域警察署	・地域消防署	・医療機器関係業者
・血液供給機関	・食料関係業者	・看護協会（都道府県）　など

▶災害看護に関する教育

　病院・施設内における災害看護教育については「第2章　災害看護の基本的知識」（P.29）の中で述べていますので，具体的な内容は第2章を参照してください。

　現在看護教育を受け卒業してくる看護師は，2008年4月に改正された看護基礎教育課程でカリキュラムとして位置づけられた「災害看護」を学んできます。日本看護協会では，災害看護を「災害時に私たち看護に携わる者が，知識や技術を駆使し，他の専門分野の人々との協力のもとに生命や健康生活への被害を少なくするための活動を展開すること」[3]と定義し，臨床で働いている看護職へも災害看護の基礎的教育を推進しています。

　筆者は，新潟県中越地震で大規模災害を経験し，被災地の病院で看護管理者を担っていた時に「被災者であると同時に医療従事者でもある」という体験から，災害への備えの中に「災害についての職員教育」の必要性を痛感しました。阪神・淡路大震災以降，看護職は基礎教育や実践の中で，「災害看護」の具体的な教育・訓練を受けるようになってきており，災害の備えとして教育の必要性を認識してきていると実感しています。

　しかし，病院施設は多くの専門職が協働しており，組織の中でもっと組織横断的に，医療従事者としての共通理解の教育，専門職ごとの教育が必要ではないかと考えています。日頃の病院職員の研修は，組織として，職種として，部署として，個人として，災害時対応を円滑，正確に行えるようにすることが目的です。そのためには，看護職の災害看護のみではなく，災害医療体制づくりに必要な基礎的知識と災害医療活動に必要な種々の研修・訓練を挙げて具体的に実施計画をつくること，そしてBCPの考え方に基づいて病院災害対応計画を作成することが求められています。

　災害教育では，「災害は起こるものである」という認識と「災害について知ること」

表7　災害教育のプログラム例	
講義	**グループワーク，机上シミュレーション**
・被災体験者や被災地活動体験者の講話（災害現場がイメージしやすい） ・災害に関する基礎的事項についての理解 ・災害医療・看護の特殊性についての理解 ・医療施設における災害発生時の活動内容の理解 ・施設の災害対応の方針やマニュアルについての理解	・患者の避難誘導・搬送訓練などを想定 ・多数傷病者発生の受け入れ・トリアージ訓練などを想定 ・大規模停電時訓練などを想定 　　など，現場に即した状況を想定して行う

が基本となります。その上で，その施設の方針に沿ったものをプログラム化し，全職員の啓発に努めます。医療従事者は自らの命を守ると共に，患者の命も守るという使命を全うするためにも，主体的に学んでいかなければなりません。

　災害教育をプログラムする上で，講義により災害医療についての基本的なことを学び広い知識を持つことと，グループワークや机上シミュレーションにより講義で学んだ知識を活かして，災害発生時の被害想定から職員の役割や行動，対策を考えることがポイントとなります（**表7**）。

▶災害訓練

　具体的な訓練については，「第6章　効果的な災害訓練」（P.119）で詳細に解説していますので，そちらをご参照ください。

　瞬時に発生する大地震でも，洪水，台風，土砂崩れなどある程度予期される災害であっても，人は異常事態になると相当なパニックになることが予想されます。その時に冷静に判断・行動するためには，日頃からの訓練が重要です。そして訓練は，その施設のマニュアルに沿って行い，訓練の評価や結果から，マニュアルの修正や改善を行うことを継続していかなければなりません。災害を想定した訓練では，さまざまな条件を設定し，それぞれの課題を見つけてその解決方法を探るなど，常に緊張感を持たせるように工夫することが大切です。

　訓練は，マニュアルを基に時間帯や季節，想定する被害状況および施設の特徴などを考慮し，到達目標を設定して行うことで，この訓練で何ができるようになるのかが分かり，訓練に参加する職員のやる気を促すことにつながります。特に，職員一人ひ

とりがさまざまな種類の訓練内容を直接体験しておくことが大切です。体験があれば，迅速かつ正しい救援活動ができるということは多々実証されています。2004年10月に発生した新潟県中越地震において活動した当院看護師からのアンケートやその後の聞き取り調査でも，発災直後に冷静に患者の安全確保や避難行動ができた要因は，「防災訓練を体験していた」ことだと確認されました。

災害発生時の対策
（病院が被災地の中心地域に位置する場合）
～地域内の救急システムが麻痺状態，
　院内の医療機能が制限されていても地域内の第一線病院として機能する

　大規模な災害が発生した際，被災地の中心地域に位置する病院には，地域内の第一線病院として機能する役割が求められます。しかし，地域内の救急システムは麻痺状態になり，院内の医療機能も制限されています。そのような状況の時に，それぞれの職員がどう行動すればよいかが具体的にイメージできていなければなりません。医療従事者としてのみならず，自宅にいたら，仕事中だったら，遠方にいたらなど，さまざまな想定が必要です。

　災害は日々の社会生活のどこでも発生し得るため，自分がどこで被災するのかは見当もつきません。どこにいても短時間で冷静さを取り戻し，組織的な動きができるためにもマニュアルが必要です。そして，普段からマニュアルに沿った訓練が行われていることでマニュアルが活き，マニュアル以上の柔軟な行動ができるようになるのです。

　表8に，災害発生時に必要なマニュアルの例を挙げます。これらのうち，1）～5）について詳しく述べていきます。

▶発災直後の行動原則

　第1章で地震直後の行動原則（P.17参照）や地震直後の5分間行動（P.20参照）について，具体的に述べていますが，ポイントを整理してまとめます。

●自身の安全を確保する

　自分の生活圏のどこでも災害に遭遇することを日頃から想定しておく必要があります。

●冷静になり，揺れが収まってからの行動を考える

　揺れが収まったら周囲を見渡し，状況（情報）判断，行動に移します。職場では，

表8　災害発生時に対応できるために整備しておく内容

1）発災直後の行動原則
2）災害対策本部の役割と構成員の対応・行動（暫定本部の役割と構成員の対応）
3）各部門の役割と初期対応
4）支援に来る支援チームや支援者の受け入れ対応
5）看護部の災害発生時の初動対応
6）職員の招集対応
7）外部関係機関との連携対応
8）後方搬送の準備対応
9）職員，患者家族（帰宅困難者）への対応
10）報道関係者への対応
11）支援物資などの管理
12）遺体の管理

> これらは，平常時に整備した対応策が即実践できるようにしておく。

組織の中の一員としてそれぞれの役割を発揮することになります。

●パニックにならないように声をかけ合う

　周囲の人に声をかけることによって，自分も他の人も，パニックから短時間で回復でき，冷静になることができます。

▶災害対策本部の役割と構成員の対応・行動（暫定本部の役割と構成員の対応）

①災害対策本部の設置

　災害対策本部は，施設内や施設外の指揮命令，外部連携機関などと連絡調整をする中枢機能が効率的に行われる場所であり，原則として災害対策本部はどこに設置するかを明確にしておくことが求められます。電話回線やテレビ，FAX，コピーがすぐ使えるところが適しています。また筆者の体験から，情報の共有を図るためにホワイトボードなどの使用も考慮した場所がよいでしょう。

②災害対策本部の役割を明確にする

　平時の組織体制化，災害時の組織体制化など，組織図を明確にし（図2，P.89参照），各部署との連携（情報の伝達と収集）が取りやすいようにします。また，被災状況報告書などを使用して，現状把握（職員・患者・院内在院者の安否確認，被災状況，外

部連絡通信手段の確保と関係機関との調整など）を行います。

　そのほか，施設の災害レベルの決定（外来診療，予定手術，検査などの継続・中止の決定など）や，職員の配置状況の確認と継続的な安否確認，避難指示の決定と避難経路・避難先の確保，マンパワーの確保，医療機能の継続準備などの役割があります。

③災害対策本部の構成員とその役割を明確にする

　病院・施設の特徴により構成員を決めて，構成員の役割を明確にしておきます（**資料7**）。これにより対策本部の役割分担ができ，行動できるだけでなく，職員が対策本部の役割を知ることができ，課題の情報伝達がスムーズに処理できるようになります。

新設部門をつくる場合

　災害拠点病院や救急救命センターなどの病院においては，災害時には多数の傷病者が来院することが予想されるため，災害対策本部のほかに新設部門を立ち上げ，被害の規模により3T（トリアージ，応急処置，搬送）を効率よく進めることが必要です。そのため新設部門については，場所，責任者，役割，人員配置，資機材，活動内容，レイアウトなどを明記したマニュアルを作成しておきます。

▶各部門の役割と初期対応

　災害対応時に新たに立ち上げる部門や，既設の部門でも災害時に平常時とは異なる対応が必要となる部門については，災害時の対応の基本（責任者，連絡先，担当者，対応内容の概要）を全職員が共通理解しておく必要があります（**資料8**）。

　放射線部門，薬剤部門，栄養部門などの特殊性の高い部門や活動が多様・多岐にわたる部門は，それぞれ全体の災害時の対応の基本計画とは別に部門別運用マニュアルとして作成しておくことで，より具体的な行動をとることができるようになります。

▶支援に来る支援チームや支援者の受け入れ対応

　他機関DMATや支援チームとの調整の窓口として担当者を決めておきます。支援チームは，職種ごとの支援チームや医療チームとして，また個人としての支援など，さまざまな形で支援に来るため，窓口を決め，本部と連携し必要な部署へ支援を受け入れる調整をします。

　支援者の受け入れは，派遣先，職種，連絡先など責任の所在を明らかにしておくことが重要です。

構成員	役割
災害対策 本部長 （病院長）	• 通常外来，予定手術・検査などを継続するか否かを決定し，その旨を指示する。 • 病院内全体の被災状況を把握し，被災者の受け入れ時期の判断，緊急避難指示など，病院としての意思決定を行う。
災害対策 副本部長 （副院長）	• 本部長不在時には本部長を代行する。 • 診療体制の統括を行い，トリアージ担当チーム・診療部門への医療救護活動を指示する。 • 後方支援病院への患者受け入れ要請や被災地病院からの患者受け入れ要請に対しての交渉を行い，医療支援チーム（医師）の診療スケジュールを計画する。
診療技術部長	• 診療技術部門の統括を行う。 • 医薬品の在庫把握と確保，食料備蓄品の確保と補給，放射線管理区域の安全確認などを指示する。 • 副院長不在時は，後方支援病院への患者受け入れ要請および被災地病院からの患者受け入れに対する交渉を行う。
事務部長	• 病院内の各部署からの情報を収集し，情報班からの情報も集約して全職員へ伝達する。 • 医療施設の被害状況を把握し，物資の備蓄状況確認と補給および関連業者との調整，職員の登院状況・招集・安否確認・被災状況の確認，他の医療機関の情報把握などを行う。
看護部長	• 看護部門の統括を行う。 • 看護部門の各職場から情報収集を行い，職員・患者の安否確認と安全確保，被災患者の受け入れ準備と患者全体の状況，看護職員の人員を把握し，看護部内の人員調整をする。 • 看護協会災害ネットワークに報告し，外部からの応援が必要な時は「看護協会災害ネットワーク」を使って派遣要請する。 • 看護部被災職員の精神的な支援と生活支援をする。
地域保健・福祉 部長	• 地域保健・福祉事業部，介護支援事業部の利用者および職員の状況を把握する。 • 市の高齢者危機対応マニュアルに沿った活動を指示し，地域包括センターからの情報を災害対策本部に報告する。
救急外来 診療部門	• 本部と連携し，外来部門，特に傷病者の受け入れ体制の準備・調整，職員の配置などの統括を行う。 • 院外，院内の情報の収集と発信について本部との調整のもと，対象者に情報が周知されるよう日頃から，システムの使用方法や訓練などを通して備えておく。
連絡通信部門	• 本部と連携し，各班のリーダーと調整し統括する。
配送，輸送部門	• 本部と連携し，各班のリーダーと調整し統括する。

資料7 構成員の役割の明確化の例

資料8　各部門の役割および初期対応の例	

部門【責任者】	役割
診療部 【責任者　診療部長】	• 外来・病棟部門の責任者と連携し，傷病者の受け入れと入院患者の管理を各診療科の責任者および災害対策本部と連携して調整する
看護部 【責任者　看護部長】	• 災害対策本部のメンバーとしての初動行動 • 各病棟・外来，透析室，手術室，訪問看護ステーションの地震発生時の初動対応に沿って行動の指示および各職場からの情報収集 • 看護協会，他関係部署へのメーリングシステム発信など
事務部【責任者　事務部長】 診療受付 【責任者　医事（電算システム）係長】	• 救急患者診療受付：救急部門と連携しトリアージ後の患者の受付，エリアへの誘導，日当直勤務体制の確立と調整
情報管理・総務 【責任者　庶務・労務係長】	• 職員の安否確認，情報機関・行政機関の対応依頼，院内会議の設営，院内放送による状況説明，他医療機関への連絡など
家族対応・外部連絡 【責任者　医事（収入調停）係長】	• 患者家族，一般市民（報道機関・行政機関を除く）からの紹介受付，回答（患者一覧表の作成），被災者の医療に関する統計および記録，家族控室の設置など
施設・設備・資材供給対応 【責任者　用度係長】	• 被害状況の取りまとめ，安全確保のための院内巡回 　ライフラインの点検・確保（電話受信・発信の確認，通話確保，発電機の状態・送電の確保，上下水道の状態確認・確保） 　機器の補修など（電話設備，防災センター中央監視盤，自家発電機設備） 　建物や機器類の被災状況の把握と対応 • 被災状況の災害対策本部への報告と資材供給など関係業者との連携 • 災害対策本部の指示に従い柔軟に活動する
企画・会計担当 【責任者　会計経理係長】	• 被災額，応急修理などの費用の把握 • 義援金の対応・管理 • 広報活動，被災記録（写真，動画）の収集・管理 • 災害対策本部の指示に従い柔軟に活動する
一般ボランティアなどの対応 【責任者　医療福祉相談室主任】	• 一般ボランティアセンターの設置・受け入れと業務調整 • 職員の休憩室・仮眠室の調整 • 救援物資の受け入れ対応と管理（薬品・医療・看護の救援物資などは担当部門と調整，職員やボランティアの物資担当） • 災害対策本部の指示に従い柔軟に活動する

部門【責任者】	役割
薬剤部 【責任者 薬剤科長】	• 薬剤部内の職員の安否確認，建物，薬品，調剤機器，冷蔵庫などの被災状況の把握 • 処方済みの外来患者には原則医薬品を提供 • 医薬品の在庫確認 • 大規模災害時用備蓄薬品の確認 • 医薬品関係業者との連絡体制の確認と必要時医薬品の要請 • 薬剤師会等関係団体との連携体制の確認 • 災害対策本部の指示に従い柔軟に活動する（患者搬送，誘導，設営，伝令，その他）
栄養科 【責任者 栄養科長】	• 栄養科内の職員の安否確認，建物，調理機器，冷蔵庫などの被災状況の把握 • 給食材料の点検および在庫確認 • 大規模災害時用備蓄給食材料の確認 • 備品類の点検確認 • 給食材料関連業者との連絡体制の確認と必要時給食材料の要請 • 患者の食事の供給体制の確認と食事供給体制の準備（被災状況および供給可能な食材に応じた食事計画の作成） • 栄養士会等関係団体との連携体制の確認 • 災害対策本部の指示に従い柔軟に活動する（患者搬送，誘導，設営，伝令，その他）
放射線科 【責任者 放射線科長】	• 放射線部内の患者および職員の安否確認，建物，薬品，放射線科機材関連の被災状況の把握 • 検査中や治療中の患者は状況により，中断か継続かを主治医と調整する • 予定検査や治療に関しては状況に応じて主治医と調整する • 検査機器の動作確認，実施可能な検査項目の把握と本部への情報提供 • 放射線技師会等関係団体と連絡体制の確認 • 災害対策本部の指示に従い柔軟に活動する（患者搬送，誘導，設営，伝令，その他）
研究検査科 【責任者 研究検査科長】	• 研究検査科内の患者および職員の安否確認，建物，薬品，検査科機材関連の被災状況の把握 • 検査中の患者は状況により，中断か継続かを主治医と調整する • 検査機器の動作確認，実施可能な検査項目の把握と本部への情報提供 • 予定検査を中断し，緊急検査への対応準備 • 検査技師会等関係団体と連絡体制の確認 • 災害対策本部の指示に従い柔軟に活動する（患者搬送，誘導，設営，伝令，その他）

部門【責任者】	役割
総合リハビリテーションセンター【責任者 リハビリテーション科長】	・リハビリセンター内の職員の安否確認，建物，機器などの被災状況の把握 ・リハビリ機器の動作確認，実施可能な項目の把握と本部への情報提供 ・リハビリ中の患者は中断し，安全確認後に病棟，外来，帰宅かを指示 ・リハビリ技師会等関係団体と連絡体制の確認 ・必要時，患者収容スペースとしての受け入れ準備 ・災害対策本部の指示に従い柔軟に活動する（患者搬送，誘導，設営，伝令，その他）
臨床工学科【責任者 臨床工学科長】	・勤務部署内の職員の安否確認，医療機器関連の被災状況の把握 ・酸素供給体制の確保（酸素ボンベ・在宅酸素供給装置・LGCなど） ・コールドエバポレータ，吸引，圧縮空気，笑気など，医療ガス中央装置の被災状況の確認と災害対策本部への報告 ・人工呼吸器，輸液ポンプ，モニター，透析装置の緊急点検 ・使用可能な医療機器の供給 ・各病棟，透析室，中央手術室などの医療機器被害状況の把握 ・安全確保のための院内巡回 ・医療機器の動作確認，実施可能な項目の把握と本部への情報提供 ・災害対策本部の指示に従い柔軟に活動する（患者搬送，誘導，設営，伝令，その他）

資料8の続き

▶看護部における災害発生時の初動対応

　地震発生時にまずすべきことは自分自身の安全確保です。テーブルや机などの下に潜るか，これらが近くにない時には頭部を保護し，落下物がないようなところでかがんで身を守ります。揺れが収まったら周囲を見渡し，けが人などの状況を確認し，救護が必要なら活動し，それぞれ自分の役割に沿って初動を開始します。

　災害直後は混乱して冷静な行動をとることが難しいため，日頃の訓練の体験やアクションカードの工夫をしておくと，パニックになってもすぐさま冷静になることができます。

　初動対応は，基本行動のマニュアル（**資料9，10**）を基に「地震発生時の対応フローチャート」（**資料11〜13**）として，すべき行動が分かりやすいようにしておく必要があります。

　当院の災害時対応のマニュアルを抜粋して紹介します。

看護部長の役割	副看護部長・看護師長の役割	看護部の役割・業務
①看護部内の情報収集と指示・情報提供	①看護部職員招集と職員管理（看護職員の安全確保と安否確認）	災害発生時の看護職員の初動
・入院患者の状況把握と安全確認，安全確保	②被災状況報告書集計と報告（看護部内）	・職員自身の安全確保
・看護部職員の安全確認と安全確保，登院状況と人員配置	③各職場の医療体制維持確認（避難必要状況の把握）	・入院・外来患者の被災状況把握と安全確保
・設備，医療機器の対応状況	④傷病者の受け入れ可能数の調整と確認	・避難経路の確保
・病棟，手術室，中央材料室の状況，外来，透析室などの被災状況	⑤ベッドコントロール・空床確保指示	・設備備品の被災状況の把握と報告
	⑥災害関連情報収集	・出火防止措置・消火活動
②傷病者，入院受け入れ準備と指示	⑦被災患者情報の収集・報告開示	・患者の指導および不安の緩和援助
③必要時には外部からの支援要員の要請	⑧各処置エリア活動状況把握	・患者の移動および避難誘導の準備
④被災看護職員の精神的支援及び生活支援など	⑨看護支援，ボランティアの受け入れと調整	・避難の優先順位の決定（トリアージ）独歩患者→護送患者→担送患者の順で
⑤災害支援派遣要員の決定・伝達	⑩備蓄品の必要状況の把握と供給	・二次災害の予防
⑥その他	⑪帰宅困難者（外来患者および看護部職員）の把握と事務部と調整	・傷病者受け入れ体制の整備
	⑫看護部職員の被災状況の確認と支援について看護部長と調整	・その他
	⑬看護部職員の心のケアなどについて看護部長と調整	
	⑭その他	

資料10　地震発生時の病棟での基本的な対応

＊震度４前後の体感で強く揺れを感じた時

〈平日・日中〉

1．各自，受け持ち患者の病棟を巡回し，患者の安全確認をする
2．巡回後ステーションに集合し，病棟責任者に報告，責任者は看護部責任者に報告・連絡する

〈休日・夜間〉

1．各自，受け持ち患者の病棟を巡回し，患者の安全確認と安心のための声かけをする
2．巡回後ステーションに集合し，リーダーナースに状況報告をする
3．安全確認後，リーダーナースは夜間看護責任者と病棟責任者に報告・連絡する

＊震度６以上の非常に強い地震の場合

1．地震発生時は，まず自分自身の安全確保に努め，付近の人にも安全確保できるように声かけをする
2．揺れが収まってから自分の役割に即して行動する

＊地震発生時の看護師の所在について

1．**病棟内**：患者の安全確認後ステーションに集合，病棟責任者および本部からの指示を受けて行動する
2．**病棟外**：速やかに階段を使用して病棟に戻る。戻れない場合は最寄りの部署で活動する。落ち着いたら安否確認の概況について病棟責任者に報告する
3．**自宅・外出先**：道路の状況や自宅の被害などによるが，自主的に登院し災害対策本部に集合し指示のもとで活動する（登院記録用紙に記入）

リーダー・スタッフの役割（個別の対応）については資料12を参照。

医療処置中の患者ケア対応（避難時に各チームでしておくこと）

医療処置	対応
酸素吸入中の患者	酸素（可能な患者）を外す（マスク・カニューレは持参）
IVH・持続点滴中の患者 （中止可能の場合）	三方活栓をロックして外す（可能ならばヘパリンロック）
トロッカー・持続吸引中の患者	ドレーン２カ所をコッヘルで止めてバッグごと持つ
人工呼吸器装着患者	アンビューバッグなどを使用しながら担架で運ぶ（基準参照）

火災発生時は初期消火する。避難誘導後は残留患者がいないか確認（基準有・非常時持ち出し名簿）。

避難順序

歩行→護送→担送→呼吸器装着患者の順に避難することを基本とする。

1．歩ける患者→看護師の指示で水平移動または避難場所に（家族の人にも協力依頼）
2．護送患者→１人または２人で付き添う，またはおんぶが可能ならおんぶする
3．担送患者→担架を使用し４人で（看護師を必ず１人入れる），またはエアーストレッチャーを使用して２人で行う
4．呼吸器装着患者→担架を使用し４～５人（医師１人，看護師１人を必ず入れる）

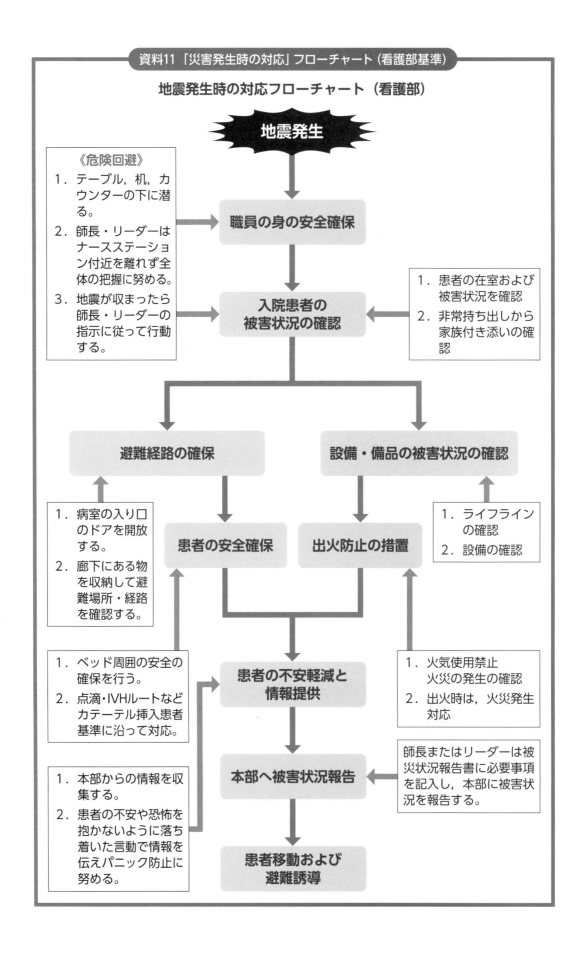

地震発生時の対応フローチャート（看護部）

地震発生

《危険回避》
1. テーブル，机，カウンターの下に潜る。
2. 師長・リーダーはナースステーション付近を離れず全体の把握に努める。
3. 地震が収まったら師長・リーダーの指示に従って行動する。

→ **職員の身の安全確保**

→ **入院患者の被害状況の確認**

1. 患者の在室および被害状況を確認
2. 非常持ち出しから家族付き添いの確認

避難経路の確保

1. 病室の入り口のドアを開放する。
2. 廊下にある物を収納して避難場所・経路を確認する。

設備・備品の被害状況の確認

1. ライフラインの確認
2. 設備の確認

患者の安全確保

1. ベッド周囲の安全の確保を行う。
2. 点滴・IVHルートなどカテーテル挿入患者基準に沿って対応。

出火防止の措置

1. 火気使用禁止火災の発生の確認
2. 出火時は，火災発生対応

患者の不安軽減と情報提供

1. 本部からの情報を収集する。
2. 患者の不安や恐怖を抱かないように落ち着いた言動で情報を伝えパニック防止に努める。

本部へ被害状況報告

師長またはリーダーは被災状況報告書に必要事項を記入し，本部に被害状況を報告する。

患者移動および避難誘導

資料12 「災害発生時の個別の対応」フローチャート (看護部)

経過	師長 (リーダー看護師)	スタッフ看護師	介護福祉士 看護補助者
地震発生	・地震発生時，机などの下や落下物のないところに避難して身を守り，揺れが収まるまで待つ。 ・揺れが収まったらステーションに集まる。		
職員・患者の安全確保と安全確認	・職員・患者の安全確認の指示を出し，報告を受ける	・病室を巡回し，(受け持ち患者の) 安全確認 ・避難経路の確保，病室のドアを開ける ・ベッドを窓際から離しストッパーの確認 ・ベッドを平らにし柵をセットし，必要なら頭から布団などを掛け保護	
職場内の状況把握	・ライフライン・設備，医療器材などの被害状況の確認の指示	・ライフライン・設備，医療器材などの被害状況の確認	
本部の指示を待ちながら避難準備をして待機 (必要時)	・必要時避難準備の指示 ・避難方法の指示と助言 ・被災状況報告書の準備と記入 ・本部へ被害状況報告	・患者の不安軽減と情報提供 ・避難準備 (付帯物の管理等) ・非常持ち出し名簿と災害時用品の準備 ・けが人の応急処置の実施	
避難開始 (必要時)	・本部の指示で避難開始の指示 (現場の状況判断で避難開始) ・リーダーは最後まで職場に残るか，最後の確認をするスタッフを指名	・リーダーの指示のもと，避難開始 ・応援者と協働	
	＊患者搬送の優先度…独歩，護送，担送の順に誘導 (避難誘導訓練を体験しておく) ＊付帯物の管理…基準を確認しておく (避難誘導訓練時に実践しておく)		
残留患者の確認		・ベランダ・トイレ・リネン室・空床部屋などの確認後避難	
避難先での患者確認と報告	・非常持ち出し名簿に沿って患者の点呼と状態の確認	・受け持ち患者の状態確認	
本部に報告	・直接PHSで本部に報告するか，スタッフに報告の指示をする	・継続して患者の状態観察と異常の早期発見	

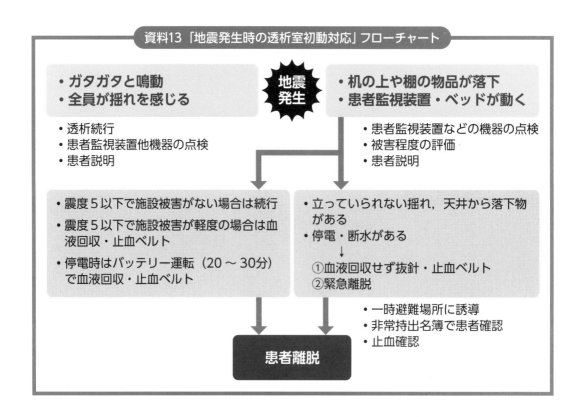

資料13 「地震発生時の透析室初動対応」フローチャート

・ガタガタと鳴動
・全員が揺れを感じる

地震発生

・机の上や棚の物品が落下
・患者監視装置・ベッドが動く

・透析続行
・患者監視装置他機器の点検
・患者説明

・患者監視装置などの機器の点検
・被害程度の評価
・患者説明

・震度5以下で施設被害がない場合は続行
・震度5以下で施設被害が軽度の場合は血液回収・止血ベルト
・停電時はバッテリー運転（20〜30分）で血液回収・止血ベルト

・立っていられない揺れ，天井から落下物がある
・停電・断水がある
  ↓
①血液回収せず抜針・止血ベルト
②緊急離脱

・一時避難場所に誘導
・非常持出名簿で患者確認
・止血確認

患者離脱

▶救護対策（病院が被災地の近隣地域に位置する場合）
〜災害広域医療機関として機能する（重症者の受け入れ・医療救護班の派遣など）

　病院が被災地の近隣地域に位置する場合は，地域内の救急医療システムは機能している，院内の医療システムはほぼ維持できている，外来の一部制限（軽症患者の診療制限），一般入院患者の制限といった状況が想定され，救護対策の役割を果たすために災害対策本部の立ち上げが必要か否かについて，病院管理会議メンバーなどで検討します。

　災害対策本部の立ち上げが必要な場合は，災害対策本部を設置し，重傷者の受け入れ，多数傷病者の受け入れ体制について検討し，地域の被災状況や関連病院との状況に合わせて災害対策本部の指示で活動します。平常時の組織体制で対応可能な場合は，平常時の病院組織体制で重傷者の受け入れ，傷病者の受け入れ体制について検討し，管理会議からの指示で活動します。また，医療救護班の派遣や透析医療の後方受け入れについても検討します。看護部としての支援体制基準も定めておきましょう。

▶重症者の受け入れ・多数傷病者受け入れ体制準備

次に示す項目について確認します。

①災害対策本部の設置が必要か

②施設内の被害状況（職員，患者，物，ライフラインなど）

③人員確保（本部，救護，搬送，他施設よりの応援）

④医療救護体制（救急外来の体制準備が必要か，平常の外来をどうするか，トリアージ準備）

⑤入院患者対応・管理（ベッドの増床計画，入院患者を重症のみに制限するかどうか，一般入院患者の制限をどうするか，入院受け入れ可能数，看護体制の準備，栄養科準備）

⑥他医療機関との連携

⑦後方搬送

⑧情報の収集・通信の確保・広報（災害時の組織図での動きが必要か）

▶医療救護班

次に示す項目について確認します。

①医療救護班の構成・体制・教育・準備

- 他からの要請や必要時，診療部・看護部・薬剤部・事務部で検討し，メンバーの構成や被災地の状況に合わせて救護班を派遣する。

②個人のボランティアとしての参加

- 各部門内で救護支援希望者と職場で調整して参加する。

▶透析医療の後方受け入れ

次に示す項目について確認します。また，当院の緊急時透析患者受け入れ基準を**資料14**に示します。

①透析ネットワークで臨時透析依頼があった場合の対応（透析室担当医師，看護師長および，臨床工学科科長と相談しできるだけ多くの透析患者を受け入れる）

②透析部門での依頼や受け入れについての調整（透析ネットワークで直接透析担当部署に連絡があるため）

③災害対策本部や通常の組織体制の上部への受け入れについての報告

④緊急時の透析受け入れ基準に沿った臨機応変な対応

1．透析ベッドの確保と患者の振り分け

　　月・水・金（午前・午後・夜間）
　　火・木・土（午前・午後・夜間）
　　　　　　　　最大受け入れ（39床×3 － 当院患者数）

2．透析方法の決定

- スタンダード透析方法の決定（時間，ダイアライザー，ヘパリン，感染症に関して）
- 個別対応（アレルギーの有無）
- 他施設の患者情報整理（注射…確認，準備，方法）
　　　　　　　　　　　　　　（内服薬…患者管理内容が分かれば処方可）
- 師長またはリーダーの指示でスタッフ複数にて担当（看護師1人：患者3人）

3．患者側の準備

- 他施設のスタッフに同行してもらう
- 全員にオリエンテーション実施（当日の予定，場所，担当看護師など）
- 事務的受付
- 更衣室・休憩室の確保と準備
- 靴・衣類を入れる袋の準備
- 問診票の準備（連絡先の確認，次回透析確認，ドライウエイト，アレルギー，感染症，内服薬の確認など）

4．入室から穿刺まで

- 1回の入室を数人にして，間隔を空け混乱を避ける
- 一律○時間とする（状況による）
- 他施設スタッフより，患者の情報収集を行う
- 穿刺終了まで他施設スタッフには待機してもらう（休憩室の準備）
- 原則すべて院内職員で行う

5．回収～帰宅まで

- 透析終了後は今後の予定を説明する
- お茶と軽食の準備（患者・他施設職員）

6．当院職員は家族の状況によるが全員出勤とする

▶看護部災害看護支援体制基準

　災害広域医療機関として機能するためには，看護部としての支援体制基準を定めておくことも求められます。**資料15**に当院の基準を紹介します。

資料15　当院の看護部災害看護支援体制基準

　水害や大規模地震などの災害発生時には，被災者の支援，被災地医療職，行政職などの支援のために多くの看護職の活動が必要となる。新潟県看護協会では，日本看護協会の災害支援ネットワークを通じて体制が構築されている。（別紙　新潟県看護協会災害支援要綱）

　大規模な災害発生時，看護部では当院の大規模災害対策計画（救護対策・後方支援対策）に基づき新潟県看護協会の災害看護対策支援室と連携し活動を行う。

1．役割

①県看護協会災害看護対策支援室との連携は，看護部長（または，副看護部長）が行う。

②看護部の災害支援の具体的な調整は副看護部長が行う。

③看護支援に行く看護師の勤務調整および事前の説明は師長が行う。

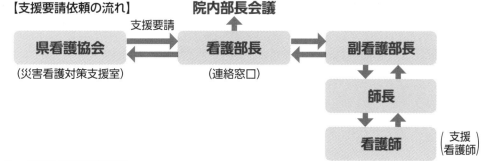

2．派遣の事前調整

①県看護協会災害看護対策支援室より，災害支援看護師の派遣依頼が来る。

②災害支援看護師として行ける人員を各職場の師長を通じて調整する。

③支援に行く看護師は県災害支援ナースに登録している看護師を優先するが，勤務状況や体調などを考慮し，他の看護師の希望も取り入れて決める（看護部室より看護協会に連絡する）。

④師長は支援に行く看護師の勤務調整を行い，事前に副看護部長から心構えや準備するものなどの説明を受ける。

- 支援看護師の派遣は勤務扱いとする（病院として決まっている）
- 交通手段，食事は各自で確保する（交通手段は県看護協会の案内に従う）
- 持参するもの（看護協会支援看護師の手帳あり）
- 活動中における受傷，発病，事故などは労災扱いとする（看護協会・当病院の基準あり）
- 「災害看護支援活動報告書」の活動内容を記載する

3．災害支援看護師の主な活動

①現地での活動準備および活動手順については，各自に配布されている「新潟災害看護支援マニュアル」を参考にする。

②活動は（1）避難所生活における看護支援，（2）被災地医療機関の看護支援，（3）現地看護職の休養確保のための支援に中心を置く。

▶後方支援対策（病院が被災地から離れている場合）

～災害後方支援として機能する
（医療救護班の派遣・医療材料などの支援物資など）

　病院が被災地から離れている場合は，地域内の救急医療システムは機能している，院内の医療機能は維持しているといった状況が想定されます。後方支援については，平常時の病院組織体制で検討します。医療救護班を派遣する場合は，次の項目について検討し，管理会議からの指示で活動します。また，支援物資を提供する場合は，医薬品，医療材料，衛生材料，ユニフォーム，日用品，生活物資などの物資を被災地の状況やニーズに合わせて検討します。

医療救護班を派遣する場合の検討項目

①担当部署による派遣先情報収集（診療部・総務部）

　※災害規模・必要装備・滞在日数について管理会議で検討する

②派遣体制確認（メンバー・出発可能時間・交通手段など）

③機器・医療材料準備（被災地状況に合わせて）

④日用品準備（食料・飲料水・被災地状況に合わせた各種消耗品）

⑤事務用品準備（パソコン・報告用紙）

⑥現地対策本部，派遣先との連絡・調整（通信・電源・簡易トイレ・テントなど，現地の状況を把握して準備）

⑦病院への報告

⑧現地の行政・医師会・看護協会等職業団体との連携（必要時）

⑨メンバーの決定

　※メンバーの日頃の教育（看護協会主催のボランティア教育受講など）を行っておく

▶BCPに基づいた病院災害対応マニュアル

　BCP（事業継続計画）は，緊急事態の際，企業のリスクを最小限に抑え，速やかに事業の再開を目指すことを目的に中小企業庁が推進を始めたことから，一般企業や行政においてクローズアップされてきました。その後，病院におけるマニュアルの再構築にも，BCPの考え方は不可欠なものとして認識されるようになりました。それは，阪神・淡路大震災，新潟県中越地震，東日本大震災などによって，病院被害が著しかった施設はもちろん，広域なインフラの破綻によって多くの施設で「想定外」の事態に遭遇し，マニュアルの実効性について多くの問題点が明らかになったためです。不測の事態に対する具体的なイメージに欠け，そのために必要な措置を行うための「備え」が具体的ではなかったとの見方がされたのです。

　2013年9月に「BCPの考え方に基づいた病院災害対応計画作成の手引き」が厚生労働省から各都道府県に通達され，また2017年3月に「災害拠点病院の指定要件」としてBCPを整備することが厚生労働省から各都道府県に通達されました。現在では，一般病院においてもBCPの考え方に基づいた病院災害時対応計画が求められています。

▶病院におけるBCP（図3）

　病院におけるBCPは，病院の被災状況，地域における病院の特性，地域でのニーズの変化に耐え得るものでなければなりません。緊急時に病院の損失をできるだけ少なくし，災害医療機能の立ち上げ，回復を早急に行い，継続的に被災患者の診療に当たれるような計画（BCP）を盛り込んだマニュアルづくりが求められています。そのマニュアルは，緊急時に優先業務を開始するための計画であり，指揮命令系統を確立し，業務遂行に必要な人材，資材，その配分を準備し，計画したタイムラインに載せて確実に遂行するために欠かせないものです。

　例えば，従来のマニュアルで「職員の招集に関して職員は震度6弱以上の地震時の際には病院に参集する」としていたものは，BCPの考えに基づいたマニュアルでは「被災した状況下で考えられる，外部にいる職員の被災や交通の遮断，家族の反対などで多くの職員が参集できない，あるいは遅れる可能性を分析し，被災下であっても参集できるように平常時から手段を確保・家族の理解を得ておくことや，少ない職員で対応できる方策を考えておき，それを訓練しておく」というように，実効的な形をイメージして作成します。また，従来のマニュアルで「水・食料は3日分（リストあ

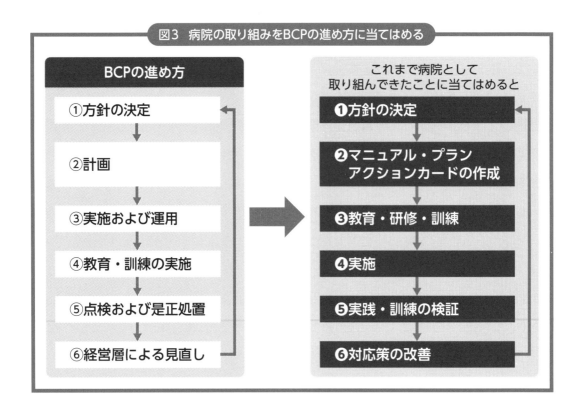

図3　病院の取り組みをBCPの進め方に当てはめる

BCPの進め方

①方針の決定

②計画

③実施および運用

④教育・訓練の実施

⑤点検および是正処置

⑥経営層による見直し

これまで病院として
取り組んできたことに当てはめると

❶方針の決定

❷マニュアル・プラン
アクションカードの作成

❸教育・研修・訓練

❹実施

❺実践・訓練の検証

❻対応策の改善

り）を常に備蓄しておく」としていたものは，病院に滞在，来院するのが入院患者の
みならず，被災患者やその家族，職員や応援者まで膨れ上がることや，受水槽が壊れ
水が不足してしまうこと，交通の遮断で外部から供給が遅れることも考え，地下水や
井戸水の利用も考えます。さらに，受水槽や給水管の破断予防なども考えておく必要
があります。食糧の備蓄については，最大人数の予想も考えておきます。

▶チェックリストを使った病院災害計画の点検

　「BCPの考え方に基づいた病院災害対応計画作成の手引き」の資料に「BCPチェッ
クリスト」があります。その項目に沿って検討，評価し，実情を把握すると共に，既
存のマニュアル上に明記されているかどうかを調べる必要があります。具体的な見直
しは複数の関連する部署で行い，組織内で総合的に評価し，追加や改善などを進める
ことになります。

　筆者が新潟県中越地震で災害を体験した時には，まだBCPの考え方はありませんで
したが，災害対応計画の改善事項には，「平常時における備えの重要性」と，「災害時
でも診療維持機能を継続するためには」「具体的な行動計画」などがありました。こ
の考え方は，BCPと同じであり，その後BCPチェックリストを基に点検し，必要な項

・**B** (business)　・**C** (continuity)　・**P** (plan)

病院のBCPは

早期での機能の立ち上げや回復，被災患者の継続的な診療が可能でなければならないが，その時には医師や看護師が出勤できない事態や，ライフライン，建物，設備の破損なども想定する必要がある。

> **病院機能維持のための準備体制，方策をまとめた計画**

- 2013年（平成25年）9月厚生労働省から各都道府県へ通達
- 2017年（平成29年）3月厚生労働省から各都道府県へ通達
  災害拠点病院の指定要件になった。

BCPに基づいた「病院災害対応マニュアル」の構成の基本

見直しのポイント

①「チェック項目」を検討，評価し実態を把握する → 現状把握

②既存のマニュアル上に明記されているかどうか → 点検

複数の関連する部署で行い，その結果を「災害対策委員会」など公的な組織で総合的に評価し，具体的なマニュアル作成者に作業を依頼する。

BCP作成・見直しのためのステップ

1．BCP作成，見直し担当者（担当部署）の決定

2．「既存の災害マニュアル」または「BCP作成の見直し」の読み直し

3．別資料の「指針」の共通項目，特殊項目から自施設に必要な項目を抽出

4．「チェック項目」から「自施設のマニュアルの不足分」をチェック

5．抽出した項目を自施設の事情に合わせたものに変え，**「章立て」**して計画の本体とする　→ 作成の手引きP4参照

6．視覚的に分かりやすくするために必要に応じて図表を作成する

7．リストや帳票類など計画の遂行時に使用するものは「資料」などとしてまとめる

8．表紙（タイトル），目次，索引を作成して作成者，作成日を記入

9．作成したBCPは諸事情の変化や訓練による検証などにより定期的に書き直し記録を残す

目について一部追加をしましたが，ほとんど網羅されていることが確認できました。

　資料16（P.117）に病院のBCPおよび病院災害対応マニュアルの作成・見直しについて，「BCPの考え方に基づいた病院災害対応計画作成の手引き」などから引用，参考にしたものをまとめました。なお，「BCPの考え方に基づいた病院災害対応計画作成の手引き」「BCPチェックリスト」については，厚生労働省医政局がインターネットに公開しています。

引用・参考文献
1）厚生労働省：BCPの考え方に基づいた病院災害対応計画作成の手引き，平成25年3月.
2）厚生労働省：厚生労働省防災業務計画（令和3年9月修正）
3）南裕子，山本あい子編：災害看護学習テキスト　概論編，日本看護協会出版会，2007.
4）日本医療福祉設備協会（HEAS）：病院設備設計ガイドライン（BCP編），2012.

効果的な災害訓練

　災害，特に大規模地震においては，突然の出来事で恐怖とパニックに陥ります。それでも医療従事者には自分の安全確保と患者の安全確保，そして，災害時対応が求められます。新潟県中越地震の際，病院の6階で震度6強を数回体験した看護師は，当時を振り返り次のように言っています。

　「いきなり廊下の左側から右側に飛ばされた。天井から水が降り注ぎ，細かな粉塵が舞ってメガネが真っ白になった。立っていられず，手すりを伝い，病室から病室へと大きな声をかけながら回った。どの部屋もテレビやお膳，割れたガラスなどが散乱していた。これは避難しなければならない状態だと思っていたが，すぐに避難命令があり，準備に取りかかった。緊急時に患者をどう運ぶかはあらかじめ決めてあり，病室ネームに表示してあった。職員皆で"訓練どおりやればよい"と確認し合い，修羅場の中でもその言葉で冷静に行動できた」。

　瞬時に起こるこの状態を受け止め，冷静に活動を行うためには，災害の知識習得と実践的な体験を行う日頃の教育・訓練が重要だと，体験を通して実感しています。

　非常事態での行動は，平常時にその施設で行っていた防災訓練が問われます。本章では，教訓から得た，平常時の防災訓練（災害時対応訓練）について紹介します。

▶一人ひとりが行動できる 「災害時対応マニュアル」を使った訓練

　災害時に冷静に対応できるためには，それぞれの施設の規模や地域性，特徴などを基に，職員が共通認識を持ち，組織的に対処できるようにするための基準，マニュアルが必要となります。もちろんそのマニュアルが災害時に活かされるようにするためには，マニュアルに即して一人ひとりが行動できるように日頃から訓練することが必要となります。マニュアルの内容を理解し，知識として身につけた上で訓練を体験し

ておくことが，「災害への備え」として何よりも大切であると考えます。そうすることで，突然襲う災害時にも一人ひとりが自分の役割を精一杯果たせると同時に，効率的でしかも適した判断のもとに，職員自身や患者の安全を確保することができるのです。

より実践に即した訓練であること

医療施設には多くの職種がいますが，災害時はそれぞれに異なる対応が求められ，一人ひとりがその役割を果たしていかなければなりません。「災害対策本部機能」「傷病者が多く押し寄せる救急外来診療機能」「外部および内部の連絡通信・輸送搬送機能」「入院患者・外来患者の安全確保機能」「マンパワー確保機能」といった組織的な機能を果たすには，「総合訓練」として，既存のマニュアルを基にした，よりリアルな訓練を実践しておくことが必要です。

また，それぞれの施設で予想される災害の脅威に即した特徴ある災害別訓練（洪水災害，津波災害，土砂崩れ災害，火山災害，特殊災害など）も重要です。さらに，医療施設内訓練のほかに，地域住民・行政・消防・地域医師会・災害拠点病院などとも連携した地域の総合合同訓練も大切です。

施設内訓練の必要項目

▶災害対策本部立ち上げ訓練（暫定本部も含めて）

災害発生時は，直ちに災害対策本部を立ち上げ，病院全体で統制のとれた活動をすることが求められます。病院内外の情報を集約して分析し，対応方針を決定する中枢的な部署が必要であり，この役割を果たすところが災害対策本部です。

災害対策本部は，情報の収集・発信・指示をタイムリーに行い，施設内の各職員が役割を果たせるよう的確な指示を出し，それを徹底することが求められるため，管理者は，本部構成員の役割（マニュアル）に沿って冷静に行動できるよう，率先して訓練をしておかなければなりません（**写真1**）。

訓練の際には，第4章で解説したCSCA（指揮・命令・統制，安全，情報・伝達・連携・通信，評価・判断）（P.70参照）が施設内において機能しているか，本部と各現場が連携できているか，外部の連携機関と連携できるかなどを，確認および検証することにより，課題が明確になり改善につながります。

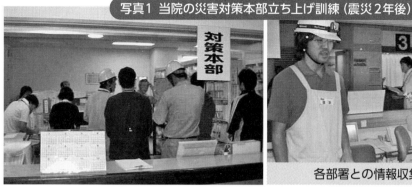

写真1　当院の災害対策本部立ち上げ訓練（震災2年後）

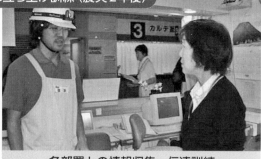

各部署との情報収集・伝達訓練

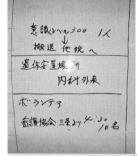

災害対策本部でホワイトボードを使用した訓練

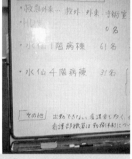

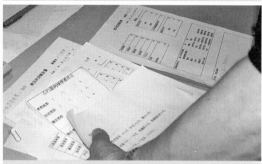

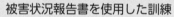

被害状況報告書を使用した訓練

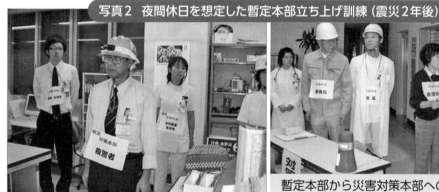

写真2　夜間休日を想定した暫定本部立ち上げ訓練（震災2年後）

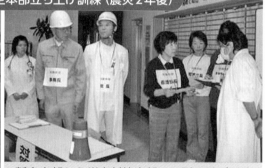

暫定本部から災害対策本部への引き継ぎ訓練

　また，夜間休日における災害対策本部（暫定本部）の立ち上げも訓練しておく必要があります（**写真2**）。夜間休日の管理代行者の多くは，まさか自分の時に災害に遭遇するなどとは考えもしないからです。

▶避難訓練

　病院は，消防法で不特定多数の人が出入りする防火対象場所に該当し，年に2回以上の避難訓練を実施することが義務づけられています。災害や他の被害が想定される場合，私たち医療機関の職員は，自身の身を守りながら患者の身も守るため，避難が

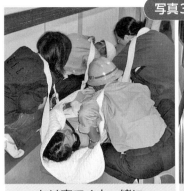

かけ声で4人一緒に
立ち上がる。
どの職種も担架を
使用できるようにする

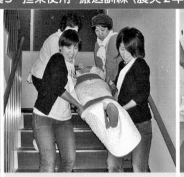

保持パッドで
患者を覆って搬送
（患者の安心感につながる）

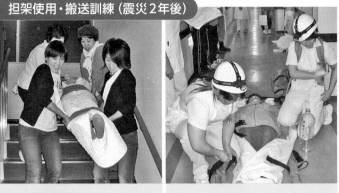

エアーストレッチャー
使用方法訓練

必要となることがあります。階段や避難経路などを使って安全な場所まで移動する避難において，自身の安全確保が困難な患者が多くいる医療機関では，医療従事者の役割は重大です。

　どのような災害においても，災害時は早急にその準備と行動ができなければ，命を守ることができません。避難するための方法や，安全確保，必要用具，避難経路，避難場所など，避難するための準備が必要です。

　筆者が体験した新潟県中越地震で患者の命を守ることができた大きな要因は，日頃から患者に合った避難方法を訓練していたため，職員が冷静に判断しながら避難活動ができたことだと考えます。

役立つ避難搬送訓練のポイント

　実際に役立つ避難訓練とするため，次の点に留意して訓練を行います。

- 担架，エアーストレッチャーによる搬送訓練（**写真3**）の実施（看護部のみでの搬送はマンパワー不足であるため，院内職員は全員担架搬送ができるようにしておく。4〜5人で担架を使用して搬送する訓練が必要）
- 実技訓練前に，必ず担架やエアーストレッチャーの使用手順や注意点を説明し，モデル搬送を見学してもらう
- さまざまな入院中の患者（ICUの患者，レスピレーター装着患者，消化器系術後1日目の患者，脊髄損傷受傷直後の患者，透析中の患者，手術中の患者，重症認知症の患者，部署にいる治療中の患者〈重症者・軽症者〉）を想定し，模擬患者を搬送避難させる訓練をする（**写真4**）

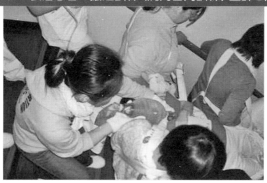

写真4 レスピレーター装着患者の搬送訓練（院内合同訓練，医師も同伴）（震災2年後）

写真5 病院オリジナルの「おぢや担架」

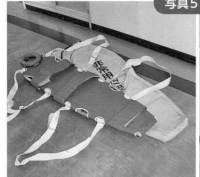

肩掛け式で重症患者の搬送時に使用する。
中越地震時に多くの担送患者を搬送した。

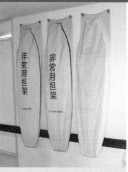

特徴

- 肩掛け式のため，担架から手を離して搬送が可能
- 頭部位置の指定で要救護者の体を固定でき，安定した搬送が可能
- 背部にボードを入れ，要援護者に安定感，安心感を与える
- コンパクト設計により狭い場所（非常階段など）でも搬送が容易
- 素材はアルミフレームと帆布で，軽くて丈夫（4.6kg）（耐荷重160kg）
- 軽量であり保管が便利（壁などに掛けておきすぐに使用可能）

- 担送搬送・護送搬送・独歩誘導する患者の想定を明確にしておく
- 担送搬送においては，どの担架を使用するか（**写真5**），担架ではなくおんぶ搬送も可能な患者の想定なども明確にし，使用法などは部署内で研修し，全員が使用できるようにしておく
- 階段など避難経路を実際に使って搬送する訓練をする（6階から1階までなど）
- 重症患者の避難順位のトリアージも検討しておく
- 搬送時は医療従事者自身の安全確保も大切であり，4人での搬送時はリーダーの指示で足並みをそろえる，階段の昇降時に声かけをするなどをして安全に搬送する
- 避難場所へ避難した後は非常時持ち出し患者名簿を使用して，患者を確認する

部分的避難訓練と病院内合同避難訓練

部分的避難訓練

　看護部は部署によって搬送避難の内容が特徴的で異なるため，病棟，手術室，透析室，外来，訪問看護ステーションなどの部署別に，施設内避難を想定して実施します。

各部署にあるマニュアルに沿って部署内で企画・運営することにより，職場内で共通理解がしやすく，課題があればすぐに対応し，改善できるといった点で有効です。

病院内合同避難訓練

　災害対策委員会が企画・運営し，病院全体で行う訓練です。本部からの指示の徹底，情報の収集・発信・指示をタイムリーに行い，施設内の各職員が役割を果たせるよう的確な指示を出すこと，また避難が必要な部署へ他部門から応援に行くことや避難場所の安全確保の準備，施設外への避難など，本部との連携について具体的に訓練します。全体の動きがイメージでき，より多くの職員が参加できる点で有効です。

▶多数の傷病者受け入れ，トリアージ訓練

　この訓練は，災害時に一般病院で多くの傷病者を受け入れ，救急外来機能を果たすための部分的な訓練の一つです。実際の施設内で，設定された模擬患者に対応する職員の動き（トリアージ・応急処置・搬送〈3T〉）を想定して行います。受け入れ窓口やトリアージエリアの設定，トリアージの実際，応急処置，外来処置後の手術室への動線確認や搬送方法，入院ベッドの調整，臨時ベッドの増設，スタッフの応援調整など，マニュアルに沿って体験します。マニュアルの内容や各自の災害時の役割を実際に体験して確認することにより，マニュアルの課題を見つけ改善することを目的にした訓練とも言えます。

　また，自然災害だけではなく，大規模交通事故，火災，ガス爆発時など，予想される多数傷病者の受け入れ訓練も必要です。

　トリアージ訓練については，実動訓練の前に**表1**の専門的な知識を習得する必要があります。医療施設の災害看護教育の内容として大切です。

表1　トリアージ訓練をする前に習得すべき専門的な知識		
・トリアージの目的	・トリアージカテゴリー	・トリアージを行う場所
・具体的なトリアージ方法	・トリアージタッグについて	
・トリアージを行うチーム編成	・トリアージタッグの装着部位	

酒井明子，菊池志津子編：災害看護―看護の専門知識を統合して実践につなげる 第1版，P.158〜168，南江堂，2008.を参考に筆者作成

▶職員招集訓練

職員招集訓練は，電話が使用できる場合と使用できない場合を考えておく必要があります。

電話（固定電話・携帯電話など）による非常招集訓練

火災や自然災害以外などで電話が使用できる時には，緊急連絡網などを使用する訓練も必要です。災害時初動対策を迅速に実施するため，職員の初動体制の確立や危機管理意識の高揚を図るために，伝達訓練をしておきます。

訓練方法は，**表2**のとおりです。

電話（固定電話・携帯電話など）が使えない時の非常招集訓練

大規模災害時は緊急通報や緊急性の高い災害対策機関の音声通話を確保するため，固定電話でも携帯電話でも80〜95％の通信規制が行われます。そのため，災害時には「災害用伝言サービス」の活用が有効です。それぞれの医療機関はそのサービスを活用し，非常時に職員の招集を行うことができるように備えておくことが必要です。

第5章「職員の招集体制（マンパワーの確保）」（P.94）で解説したように，災害用伝言ダイヤル（171）や災害用伝言板（web171）といった災害用伝言サービスを活用して，通常の電話が使えない時でも，伝言（音声や文字）を確認し，指示を受け行動できる方法を構築しておきます。これらのシステムは，指定された日に体験でき，「非常招集訓練」などに活用することができます。

表2　電話による非常招集訓練方法

- **訓練日を明らかにする方法／訓練日を明らかにしない方法**

- **実際に参集する方法**　　＊伝達時間（30分以内，1時間以内など）を確認する

　　　　　　　　　　　　　＊各自登院に要した時間（30分以内，1時間以内など）を明らかにする

　　　　　　　　　　　　　＊参集方法（徒歩，自家用車，電車，自転車など）を確認する

- **実際には参集しない方法**　＊伝達時間（30分以内，1時間以内など）を確認する

▶火災発生時の情報発信・初期消火, 防火訓練

病院は, 消防法で年に2回以上の消火訓練を実施することが義務づけられています。火災発生時には, 発見場所の確認, 通報, 初期消火, 避難が重要なポイントです。これらのポイントを訓練に活かしていきます (**図**)。

図 火災時の対応フローチャート

院内の火災発生時…【第1段階】火災発生現場の〈確認〉火の元の場所 (発見者)
〈通報〉防災センターに (リーダー)

【第2段階】・確認 (情報発信) と初期消火
・職員, 患者の安全確保 (職員はヘルメットなどを使用)
・安全区画への避難誘導の準備

【第3段階】・避難先での安全確認と安全確保

火災発見者

スタッフ1
・火元確認と通報
・初期消火
・火元の近くの患者に声かけ
・消火班が到着したら患者避難誘導準備
・リーダーへ避難準備完了の報告
・応援スタッフへの指示
・安全区画への避難 (水平避難・階下避難)

リーダー
・各スタッフに指示
・病棟内に放送 (火事の発生と避難の誘導)
・避難誘導の準備・指示
・非常持ち出し名簿準備
・応援スタッフを要請
・応援スタッフへの指示
・安全区画への避難指示
・防火扉の確認
・居残り患者の確認後最後に避難

スタッフ2
・火元の近くの患者から声かけして避難準備
・リーダーへ避難準備完了の報告
・応援スタッフへの指示
・安全区画への避難 (水平避難・階下避難)

避難後の対応 (第3段階)

リーダー
・非常持ち出し名簿から患者確認 (患者数や容態など) の報告を受ける
・本部に報告の指示 (スタッフに)

スタッフ1
・リーダーへ患者の確認後の報告 (患者数や容態など)
・応援スタッフへの指示
・リーダーからの指示を受け, 本部に避難完了の報告

スタッフ2
・リーダーへ患者の確認後の報告 (患者数や容態など)
・応援スタッフへの指示

▶大規模停電訓練〜自家発電機と医療機器の管理体制訓練

　自然災害における停電，送電線の事故，発電所や変電所の設備の故障などでは，広範囲にわたって影響が出ます。復旧までにかなりの時間を要する場合もあります。停電時に医療施設で起こることが予想されることについて，事前の備えと，起こった時を想定した訓練が必要です。この訓練は，自家発電装置の管理部署が中心となり，停電によって影響される部署と連携した訓練が効果的です。

　表3に示す大規模停電時の想定に対処するためのマニュアルを整備しておきます。

　大規模停電は，いつ，どこで発生するか分からないこととしてとらえる必要があります。停電が起こると，その瞬時から日常生活に重大な影響が出ます。特に医療機関では，生命を預かる患者の安全確保に影響が出ることは明らかです。短時間でも長期間でも，停電においての対策とその訓練が必要です。資料1に大規模停電時訓練の例を示します。

　大規模停電時の訓練はあまり積極的にはされていないのが現状ですが，医療施設では，自然災害と同じ認識の備えが必要です。停電の際，どのような事態が起こるのかの「想定」，その時のために何を準備しておけばよいのかの「マニュアル」，準備したことを体験・確認しておく「訓練」の3つを意識して備えましょう。

▶各部署での基礎的な訓練〜職場内の災害に備えた教育・訓練の企画

　災害発生時には，一人ひとりが瞬時に適切な初動対応をできることにより減災につながります。これは医療機関においては特に重要です。職員は，まず自分の身の安全と入院患者の安全確保および建物の安全性を確認することが求められます。そのためには，まず自分の部署内で行動ができなければなりません。地震発生による揺れの中

表3　大規模停電時に起こり得る状況
・医療機器・治療や検査機器類の停止　　・透析機械の停止　　・電子通信機器の停止
・エレベーターの停止　　　　　　　　　・調理器具の使用制限
・特に夜間の場合は施設内の照明の停止　・給水ポンプの停止
・スマホやPHSなどの個人の通信機器の電源確保困難
・交通機関の断絶で帰宅できない職員，外来患者の対応

資料1　大規模停電時訓練の例

● **自家発電装置の操作確認訓練（管理部署）**：動作確認，長期間を予想して備蓄燃料の量の確認・燃料の確保のための連携機関との連絡

● **手順に沿って院内放送（放送管理部署）**：職員や患者に対し，状況と今後の見通しなどの説明

● **関連部署としての訓練（特に影響が大きい関連部署）**
 ■ **看護部**
 ① 医療機器類の装着患者の電源（非常用コンセント）の確認
 　一時的な停電時の対処法（レスピレーター，輸液ポンプなど）
 ② 透析中の停電時の対処法
 ③ 手術中の停電時の対処法
 ④ 外来稼働中の停電時の対処法
 ⑤ 病棟など夜間時の照明器具類（ヘッドライト・ネックライトなど両手を使える照明器具）の確認と使い方

 ■ **栄養・給食部門**
 ① 調理器具類の使用制限時の対処法の確認
 ② 備蓄食料品の確認
 ③ マンパワーの確保
 ④ 関連企業への連携確認

● **季節に合わせた確認項目**
 ・ **冬の停電時の備え**
 　非常用発電機，カセットコンロ（お湯を沸かして湯たんぽなどに使用，調理時），使い捨てカイロ，冷気を遮断するアルミシート，石油ストーブなど
 ・ **夏の停電時の備え**
 　非常用発電機，乾電池で動く扇風機，USB扇風機，クーラーボックス，冷蔵庫内に保冷剤の準備など

で，パニックになりながらも目の前に起こっている状況を見て冷静に判断し，行動していかなければならないのです。

　施設内全体の訓練ももちろん大切ですが，同時に，各部署でそれぞれの部署に合った具体的な研修や訓練を一緒に勤務している人たちと話し合いながら実施します（**写真6**）。避難用具の使用方法，マニュアルの見直し，マニュアルに沿った訓練，検証，課題の発見と改善，疑問に思っていることなどを出し合い，共有します。そして，研修会を企画し，その運営を通して年間の中で習得していくことで，いざという時に，行動できるようになります。部署内における基礎的訓練の手順の例を**資料2**に示します。

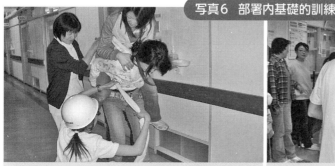

高齢者などの搬送におんぶ紐を使用する訓練

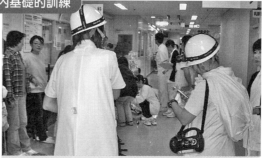

ヘルメット, ラジオ付きライトなどの新規物品の説明

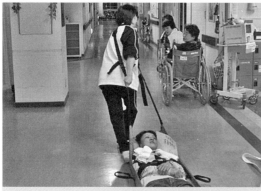

エアーストレッチャーで一人搬送を試みる

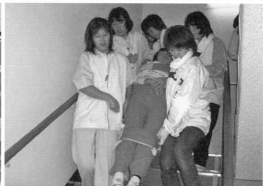

担架使用や患者体験訓練

資料2　部署内における基礎的訓練の具体的な手順

● **企画や実施内容は職場内の災害対応担当者や師長と相談する**

● **非常用具や避難用具の使用法の説明と使用体験**

- **非常用具**…ヘッドライト, ネックライト, 入院患者用非常持ち出し名簿, ヘルメット, 軍手, メガホン, ホイッスルなど
- **避難用具**…担架, エアーストレッチャー, おんぶ紐, 各用具の搬送時の注意点など
- 非常用具や避難用具の保管場所の案内

● **避難経路の確認と避難経路の環境整備**

　避難経路を実際に歩いてどこにつながっているのかを確認する

● **職場の緊急連絡法の説明と訓練**

● **職場内の防火設備の説明と場所の案内, 消火器の設置場所など**

● **職場内の酸素・スプリンクラーの元栓などの場所や開閉などの説明**

● **職員が希望する, 説明会や訓練を募って企画・運営・評価する**

　＊当院の看護部では, 「各職場の災害担当者」を設け, その役割の中で上記の内容を実施している。また関連する職場同士で, 合同で実施することもある。

● **基礎的訓練は部署内職員の全員ができるまで行う**

目的を明確にした訓練にするために

　災害訓練の企画では，対象者を明確にすること，また訓練の目的や目標を明確にすることが必要です。そのことによって，参加者は具体的イメージを持つことができ，効果的な訓練につながります。

▶防災訓練の目的

①職員への防災マニュアルの周知徹底

　マニュアルを基にした訓練は，一人ひとりの役割や行動が理解でき，マニュアルの内容を理解し体験して習得することになります。

②自施設の災害時対応マニュアルと災害時対応能力の確認と検証

　災害時対応マニュアルでの各自の役割を体験することで，想定した備えの対応能力の確認と検証ができます。また，自施設のマニュアルを体験してその課題と職員の対応能力を評価することで，改善につなげることができます。

③関連機関との連携協力体制の確認と検証

　関連する機関と事前に打ち合わせをして，決められている連絡方法や対応内容のマニュアルに沿って訓練し，その連絡方法や対応などがうまくいくかを確認したり，検証したりして課題を見つけ，改善につなげられるようにします。

▶具体的訓練の目標設定

　前項に挙げた具体的訓練では，訓練の到達目標を明確にしておくことが大切です。①職員がこの訓練を体験すると，何ができるようになるのか，②何に対応できるようになるためにこの訓練に参加するのかといった具合に，目標設定を具体的にすることで，訓練の成果を客観的に評価することができるようになります。

　それにより参加者は，「自分は【災害時対応の○○の訓練】を体験したが，【△△の訓練】は体験していない。今後は【△△の訓練】には参加しておきたい」などと，訓練への参加動機や目標意識を持ちやすくなります。

▶訓練後の評価，公表

　訓練の目標が達成されたか否かについては，目標を具体的行動目標にまで掘り下げておく必要があります。訓練終了後には，参加者の自己評価と他者評価（部署の災害

対応担当者など）および部署の全体評価として，マニュアルを実践的に確認できるなど，総合的・客観的な評価と検証ができます。そして，訓練でよくできたことやスムーズにいったことなどは大いに賞賛し，参加者のモチベーションの向上につなげるようにします。

　訓練後の評価を行う際は問題点が多く出されやすいですが，参加者の批判になるような表現には注意が必要です。問題点については，今後の改善点などと表現して企画やマニュアルの課題に移すように工夫し，訓練参加者が体験してよかったと感じられる訓練の企画と評価を心がける必要があります（**写真7**）。

　また，評価，検証，感想などをまとめ，全職員が知ることができるように公表することで，訓練に参加してみたい，体験してみたいという職員への動機づけにもなるように工夫することが大切です。職員の訓練参加への意欲向上に向けた動機づけのポイントを**資料3**にまとめます。

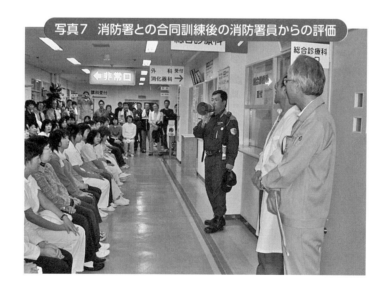

写真7　消防署との合同訓練後の消防署員からの評価

資料3　職員の訓練参加への意欲向上に向けた動機づけのポイント

❶訓練の前の動機づけ

- 体験者の話を聞く，災害ビデオを視聴する，災害救護活動参加の話を聞くなど，災害のイメージを持つことができるようにする。

❷訓練前の知識の整理

- マニュアルを知識として理解する。災害に関する知識の習得をする。

❸実動訓練の前の机上訓練

- 問題意識の共有，課題への対応，応用力の育成をする。
- 病院の見取り図をコピーして，【傷病者】【医師】【看護師】【検査技師】【事務】などの駒を作り，その駒を動かして傷病者と医療スタッフの動きを確認する。

❹実動訓練

- マニュアルに沿った，到達可能な具体的目標を設定する。
- 合同訓練・各部署での基礎的訓練を行う。
- 訓練後の効果的な評価の工夫をする。

引用・参考文献

1）小千谷総合病院看護部編：小千谷総合病院看護部活動記録—その時看護は…，2007.
2）酒井明子，菊池志津子編：災害看護—看護の専門知識を統合して実践につなげる　改訂第3版，南江堂，2018.
3）奥寺敬，山崎達枝監修：減災に向けた施設内教育研修・訓練プログラム，荘道社，2010.
4）黒田裕子，酒井明子編：災害看護—ナーシンググラフィカ看護の統合と実践3　第1版，メディカ出版，2008.

第7章 震災体験からの学び

▶ その時職員は何を考え, どう行動したか

新潟県中越地震で, 当院は30分間に3回も震度6強, 6弱の激しい揺れに襲われました。水道管が破断し, 天井から音を立てて水が流れ落ち, 足元には天井に張られていた石膏ボードの板が散乱。その最中, 若い事務職員は倒れそうになる自分の体を壁に押し付け, 激しい揺れに必死で耐えながら上階の患者避難に向かいました。当時のことを尋ねた際, 彼は「もう一度階段を上がっていったら, 本当に死ぬんじゃないか…。本気で怖かったです」と, 真顔で答えました。「恐怖と絶望感と…使命感かなぁ。何だったんでしょうかねぇ」とも。自分を奮い立たせて恐怖と闘い, 使命感に駆り立てられるように何度も何度も地獄絵図のような上階に向かっていったのです。また彼は, 後にこう振り返っています。「体験していた担送訓練を思い出し, 『大丈夫か』『気をつけて』と, みんなで大声をかけ合って階段を掛け上がっていったんですよね」と。ここに一つの教訓を見いだしたような気がしました。

また, ある看護師は, 「『この患者のレスピレーターを絶対離さないぞ』と, 激しく揺れるたびに音を立てて床を滑るベッドに自分の体を押さえつけ, 必死に管を握りしめていました。『私は, この患者さんと一緒に死ぬんだろうか』と本気で思った」と話しました。人の命に寄り添う仕事に憧れ, さまざまな教育を通して培ってきた魂が, 自分でも想像できないことをやり遂げさせたのかもしれません。

このような職員たちの努力のおかげで, 幸いにして7階建ての病棟から二百数十人もの患者を一人の犠牲もなく避難させることができたのです。

マニュアルや訓練の見直しにも活用した アンケートの声

　他の災害と同様，地震災害でも，無事に避難させればそれで終わりではありません。すべてが不足する環境の中で，刻一刻と変化するさまざまな事態に対応しなければなりません。そのための決断を絶えず迫られ，極端に限られた物資の中であらゆる工夫をしながら，多くの命と向き合うことを余儀なくされます。一次避難は，その長い避難活動の始まりに過ぎないのです。入院患者が無事に避難ができてよかった，と総括するのではなく，それぞれのスタッフ一人ひとりのドラマをもう一度冷静に見つめ直し，貴重な「体験」から，今後につなぐ「教訓」となるものを考えていかなくてはなりません。

　本章では，当院の看護部職員を対象に随時行った震災体験に関するアンケートの一部を紹介します。アンケートからはさまざまな課題が明らかになり，既存のマニュアルや委員会，訓練などをみんなで見直し，改善してきました。これらの職員の声は，私たちにとって大切な学びとなり，病院の災害対策に生かされています。

▶発災2カ月後（2005年1月）に実施した 看護部職員アンケート調査から

うまくいったこと・良かったことは？

- それぞれの状況に合わせた勤務調整に協力的だった
- 病棟単位での状況に合わせた体制づくりがスムーズにできた
- スタッフ全員が震災発生後も仕事を続けられた
- 互いに励まし合う，いたわり合う気持ちが伝わるような言葉がけが多くあった
- 時間の使い方がうまくなった
- 震災発生数日後からの朝のミーティングで，情報共有と情報交換ができた
- 強い使命感を持つスタッフが多くいることが分かった
- 地域住民への看護活動は，外部からの支援チームとの役割分担がうまくできて，当院看護者は入院・外来患者の看護に集中できた
- 行政機関とコミュニケーションを密にしたことで，協力的に進めることができた
- 日本看護協会から支援ナースを派遣してもらったことで，看護者が休養を取ることができた

難しかったことは？

- 電話が使えなくなったため，安否確認や連絡ができずに困った
- 生活用品のごみの処理が困難だった
- 余震が頻回にあり，避難の判断が難しかった
- 職員も被災者でマンパワー不足になり，勤務シフトを組むのが難しかった
- ボランティアが来ることなどを予想していなかったため，対応が難しかった
- ライフラインの復旧が遅れて，生活に困難を来した

災害時に大切なことは？

- 自分から行動すること
- 互いに声をかけ合い協力態勢をつくること
- 相手の気持ちを考えること
- 施設内のライフラインの状況や情報を全職員に周知しておくこと
- 地域住民にも病院の状況などをタイムリーに情報提供すること
- プラス思考で前向きに取り組む姿勢を持つこと

▶発災4カ月〜1年後（2005年3月〜11月）に実施した看護部職員アンケート調査から

知っていればもっと動けたと思うことは？

- 大規模災害時の連絡方法（職員・患者家族）
- 本部からの情報伝達ルート
- 病院内の安全な場所
- 備蓄品の内容や保管場所
- マニュアルの理解と積極的な避難訓練への参加
- 簡易ベッドの作り方や看護用品の工夫
- 非常時に使用する物品の使い方と保管場所
- 支援物資の活用と管理体制
- 自治体や関連機関，他病院との連携方法
- サンダル型ナースシューズではない履物の準備

災害教育や訓練に取り入れてほしいことは？

- 防災マニュアルの理解を深める研修

- 災害教育（新人とスタッフ・役職者別に）

- 「心のケア」についての教育

- 避難場所での清潔保持・排泄ケアの対応

- 災害時に役立つ看護用品・衛生材料の工夫

- 全職員が患者搬送の体験をする訓練

- 多数傷病者の受け入れとトリアージ訓練

- 大規模停電時の対応訓練（当院の自家発電装置やシステムなど）

- 他病院や災害拠点病院などと連携した訓練

- 透析室・手術室の災害時避難訓練

どのような時（こと）にストレスや負担を感じたか？

- 余震が続き，また大きな地震が来るのではないかと思いながらの仕事

- 通常の仕事ではない，自信のない役割を任された時

- あまりの恐怖と逃げてはいけない気持ちでストレスだった

- 家族や友人の安否確認ができない中での仕事

- 自分の気持ちが不安定になっていると感じた時

- 病院の仕事と自宅の復旧に加えて，町内会の役割をしなければならない時

- 道路が寸断されて出勤できなかったこと

- 避難所や車庫などで生活しながら勤務していたこと

- トイレが使用できなかったことが大きなストレスだった

- 病院が復旧できなかったら…と思った時

- 患者を他の施設に搬送する車中での患者の安全確保を考えた時

- しばらく休めず疲れた時

- 震災の影響でボーナスが減ったこと（自宅の復旧を考えた時）

災害前に知っていればストレスが少なかったと思うことは？

- 電話が通じない時の連絡方法

- トイレが使用できない時の応急対策

- 病院内の安全な場所と危険な場所

- 院内の備蓄品の内容と保管場所

- 震災時のストレス（心の動き）と対処方法

- 災害マニュアルの十分な理解（自分の役割において）

- 「災害の体験談」を聞くことや「震度の体験」を通した災害のイメージ化

- 被災者へのサポートの知識（患者やスタッフへ）

- 病院に駆けつけられなかった時や育児休業中のスタッフの対応

- 個人として最低の生活用品・食料・水の準備

震災後，個人として要望したかったことは？

- 休憩・休息できる場所や時間の確保

- 食料や生活必需品などの提供

- 正確な情報の提供

- 家族や友人の安否確認

- 救援，復旧に必要な職員やボランティアの派遣

- 心のケア

- 気分転換を図る場所や時間の確保

- 早急な仮設トイレの設置

「心のケア」として大切だと思ったことは？

- 衣食住の安定

- 語り合える家族・友人・同僚・上司（普段から）

- 災害後の体験の語り合い（職場内や友人同士など）

- リーダーシップのある頼りになる上司のサポート

- 地域の期待に応えようとする職業人としての連帯感を共有

- 地震時に勤務をしていた職員には，長期にわたって責任者がその時の対応を認め，慰労の声かけをする

災害時においての心構えは？

- 自分自身の安全確保

- 冷静になり，揺れが収まってから行動する

- パニックにならないように互いに声をかける

- 職場を離れていたら家族の安否確認後に職場に駆けつける

- 異常な事態下ではさまざまな考えが出ることを想定しておく

- 患者・家族の不満などを聞くことが多くなることを理解しておく

- 災害直後から2〜3日後には計画的に休養を取る体制を考慮する（責任者の役割）

- 地震時に勤務していた職員には労をねぎらい，心のケアを継続していく

- 駆けつけられなかった職員を責めないで，共感的に接する
- 「くれない症候群」（「（行政が・職場が・国が）〜してくれない」と，復旧・復興がうまくいかないのを全部周りのせいにして，自分の努力やできることを振り返らないで不満を持つ考え方をすること）にならないようにする

災害体験から学んだことは？

- 日頃の訓練の大切さ（訓練に参加していたために動くことができた）
- 物品の転倒・落下防止は絶対必要
- 近所の人たちと交流しておくことで家族の援助をしてもらった
- 人の強さと弱さの両面
- 人の温かさを感じた半面，醜い部分も見えた
- 勤務中自分のことより患者の安全を第一に考えて行動していた自分は看護師なんだと…。自分を褒めたい
- 特に乳児や高齢者のためのものを何も準備しておらず困ったことから，災害用物品（2日間分は必要）を準備しておくこと
- ボランティアの人たちの偉大さを感じ，今後自分もボランティアに出たい
- 大変な状況の時に明るく接することがパニックにならないことを体験した
- 病院の役割は同じなのに，民間病院と公的病院への支援の違いを見て支援については不平等だと思った

▶看護管理者に求められる「被災者でもある看護職員」への配慮

　被災地の病院で災害看護に従事する職員は，自身が被災者でもありながら必死で医療活動を続けています。管理者はそのことを意識してサポートすることが求められます。

▶医療従事者の状況とチームワークを築く言葉がけ

　家族の安否が全くつかめない職員や，死を覚悟するような恐怖を味わった職員がいました。そんな中でも，チームワークを築いて仕事を進める必要があります。そのような時に有効な言葉がけのキーワードは，「当日は大変でしたね，おかげで助かりました」「すぐ病院に駆けつけられなくて苦しかったでしょうね」といった言葉です。管理者には，医療活動以前に，その職員の置かれた状況に対する「真の共感と苦悩の共有」が求められます。

▶被災職員の生活の確保

　自宅が全壊・半壊の被害にあった職員や，昼夜に及ぶ業務や交通手段の断絶によって自宅に帰れない職員がいます。そのような中で医療活動を続けていくためには，衣食住の確保が急務です。仮眠室や食料の確保，職員の居住地区での役割などの把握やその地域に関する情報収集が求められます。

▶柔軟な勤務体制づくり

　職員の住居と家族の安全確保が欠かせません。余震や豪雪などによる二次災害防止への対応です。新潟県中越地震があった年の冬は，19年ぶりの豪雪による危険など通勤事情の悪化などにより，常に勤務体制の変更が必要でした。夜勤回数や病棟ごとの交代制など，勤務時間や勤務体制を職員が置かれた状況に応じたものにするなど，臨機応変で柔軟な勤務体制づくりが求められます。

▶異常事態での進退に関する職員への助言のあり方

　看護職員は，平常時でさえ家庭のさまざまな事情などを抱えながら勤務しています。それが震災後ともなると，住宅や家族などの環境が激変し，より大きな困難となって一挙に襲いかかってきます。そのため，仕事への思いが十分に発揮できないと退職を申し出る職員が多く生じました。

　看護管理者は，仕事を続けていくためのさまざまな配慮や家族への支援策を職員と共に探り続けていくことが特に大切です。震災時のような異常事態の中では，退職などの重大な決断は決してしてはならないと考えています。このような心構えでスタッフに接することが，管理者の教訓と言えます。

▶心のケアの持続的な実践

　災害が心身に与える影響は，発生の瞬時から「安全感」「安心感」の極端な低下に脅かされることから始まります。その影響の種類や大きさ，継続性は一人ひとり異なっています。また，心が癒される基盤となるものは，その人が持つ人間関係が大きく影響していると考えています。看護管理者はこの認識を持って柔軟に対応することが必要です。

教訓をつなぐ，震災1年後の復興イベント《院内シンポジウム》の開催

　震災の1年後に「中越地震において〜命がけで仕事をした体験から」というテーマで，シンポジウムを開催しました。その中で，各部門で「備えがあって良かったこと，備えがなくて困ったこと」などについて，またその後解決できたことなどを発表し，他部門の苦労や活動内容を傾聴し，労をねぎらうと同時に院内で共有し，さらに教訓として備えに向けられるようにしました。発表を聞くことで，他部署の被害状況や苦労したことなど，災害時の活動を知る機会ともなりました。

　災害時の備えについては，震災を教訓にして既に改善したことや，今後の課題を共有することがきて，シンポジウムの目的が達成できたと考えています。

　資料に，その発表内容の一部を紹介します。

資料　震災復興イベントの発表内容

シンポジウム開催の案内

平成 17 年 11 月 15 日
全職員　各位

震災復興イベント　シンポジウム係

「震災復興イベント　シンポジウム」開催のお知らせ

震災復興イベントとして、下記のようにシンポジウムを企画いたしましたので、是非とも参加いただきたくご案内申し上げます。
「震災の時、他の職場はどんな苦労をしていたのか・・・？」
この教訓を職員全体で共有し活かしましょう。

Ⅰ．テーマ　　　　　中越地震において〜命がけで仕事をした体験から

Ⅱ．発表内容
　　　　　① 備えがあって良かったこと
　　　　　② 備えがなくて困ったこと
　　　　　③ その他解決できたこと

Ⅲ．対象者
　　　　　全職員

Ⅳ．日　時
　　　　　平成 17 年 12 月 16 日（金）　17:30〜18:50

Ⅴ．会　場
　　　　　大会議室

Ⅵ．シンポジスト
　　　　　診療部（7分）　　　　○　○　様（当日当直医師）
　　　　　看護部（15分）　　　　○　○　様（看護師長）
　　　　　事務部（15分）　　　　○　○　様（総務課長）
　　　　　薬剤部（7分）　　　　○　○　様（薬剤師）
　　　　　栄養科（7分）　　　　○　○　様（栄養士）
　　　　　ME科（10分）　　　　○　○　様（臨床工学技士）
　　　　　☆コーディネーター　　○　○　様（看護部）

テーマ「命がけで仕事をした体験から」

2005年12月16日，参加者96人

	備えがあって良かったこと （一部抜粋）	備えがなくて困ったこと （一部抜粋）
診療部	• 病院機能評価を受け，体制があった • 透析患者リストを作成していた • 医療支援チームの応援があった • 臨床工学技士の存在が大きかった	• 通信手段の確保と情報収集の不備 • 転院患者の手配とサマリー • 透析患者の個々のサマリー
看護部	• 避難訓練が生かされた • 夜勤リーダーによる適切な指示 • 職員や患者のことを考えた行動 • 医師との連携ができた	• 非常用物品が破損し使用できなかった • 余震が続き避難開始の判断に困った • 院内の状況や外の情報が分からなくて不安だった • （一斉に避難を始めたため）非常階段が一時混雑した
薬剤部	• 薬品の備蓄が3日間あり，有効だった • 調剤薬局と日頃から交流があり，良かった	• 災害時のマンパワーの確保対策 • 手書き処方箋の発行マニュアル徹底の不足
栄養科	• 2〜3日分の備蓄があり効果的だった	• 食事提供の熱源確保が困難
事務部	• 給水・ガスの最優先事業所の指定あり • 定期点検により自家発電が通常稼働した • パソコンによる救急患者の登録・検索 • コンピュータシステムダウンの対応マニュアルが生きた	• 施設管理職員の不在で初動操作が不可能 • カルテ棚の転倒 • 未集金の回収
臨床 工学科	• 患者監視装置のキャスターロックを解除していたことで転倒がなかった • コンプレッサー内蔵タイプの人工呼吸器が電源供給可能で使用できた • 酸素ボンベメーカーの協力	• 人工透析装置・供給装置の移動や転倒，配管破損，ポンプ破損 • 液体酸素本体の固定具破損，配管の折れ曲がりにより透析ができなくなった

引用・参考文献

1）小千谷総合病院看護部編：新潟県中越大震災小千谷総合病院看護部活動記録—その時，看護は…，2007．

あとがき

　あの日，ごった返す外来待合室の光景をつい昨日のことのように思い出します。上階の病棟から避難してきた患者，けがをして駆け込む被災者，そして自家発電で灯る病院めがけて避難してきたたくさんの地域住民で，あっという間に足の踏み場もない状態になりました。さらに，次々に近づいてくる救急車の音。そして，度重なる本震並みの強烈な余震。その度に建物はガタガタという音を発し，集まった人々からは悲鳴が上がりました。

　それから不眠不休の１週間が経ち，病院機能は徐々に再開されていきました。その陰には，死の恐怖と向き合いながらも懸命に動き続けたスタッフの努力がありました。さらに，日本看護協会や新潟県看護協会，その他さまざまな思いで駆けつけていただいた多くのボランティアの皆様の応援があったからにほかなりません。本書は，まさにこれらの人たちによる災害との闘いの記録とも言えます。

　振り返ってみますと，実に多くの皆様から支援の手を差し伸べていただきました。どんな形であれ，いつの日かその恩返しができればと考えておりました。ようやく病院が復旧した頃，日総研から主に"災害看護"をテーマにした研修の企画をご提案いただき，全国各地を訪れさせていただきました。さらに，各県の看護協会や病院などからもお話しする機会をいただくことができました。

　本書は，旧・小千谷総合病院の主に看護部の皆さんと一緒に，その後のさまざまな災害看護の改善を試みた内容を記したものです。なお，執筆・編集にあたりご指導と励ましをいただいた日総研出版の米山紀洋様，編集担当の横山亜矢様，引用・参考文献を快く提供くださいました福井大学医学部看護学科教授　酒井明子様，清泉女学院大学看護学部教授　小原真理子様，長岡崇徳大学看護学部准教授　山崎達枝様をはじめ，多くの皆様に心から感謝申し上げます。

　　　2022年2月

　　　　　　　　　　　　　　　　　NPO法人防災サポートおぢや　理事
　　　　　　　　　　　　　　　　　元・公益財団法人小千谷総合病院　看護部長

　　　　　　　　　　　　　　　　　　　　　　佐藤 和美